プラクティカル

解剖実習

脳

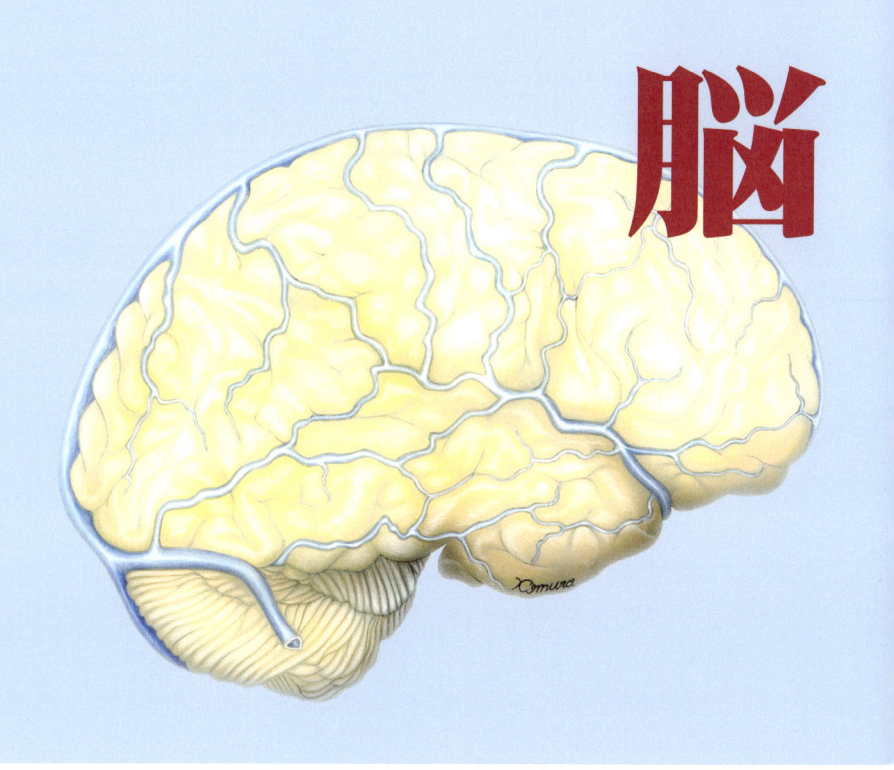

千田 隆夫

小村 一也

著

丸善出版

序文

—"プラクティカル"に徹した脳解剖実習書を—

私は細胞生物学・組織学を専門とし、脳の研究者ではない。しかし、名古屋大学で 6 年間、藤田保健衛生大学で 11 年間、脳解剖学の講義と実習を担当した。自身の学生時代の脳解剖実習の印象は、難解で、どこを解剖しているのかわからない…。教える立場になり様々な実習書をひっくり返してみたが、やはり "脳は難解" であった。居直った私は、自分が説明でき、かつ自分で剖出できるものだけを実習でやってもらうことにした。

私が学生時代に経験した脳解剖実習は 10 回以上だったが、平成に入り全国の医学部で総授業時間数が減少した結果、現在はせいぜい 4,5 回となっている。この現状に対応して、本書では最低 4 回あれば、脳解剖実習をひと通り完了するプロトコールに仕上げた。本書の第一メリットは、脳解剖を専門としない教員が、少ない実習回数でできることである。

実習作業は時々刻々、連続的に変化する。メスを入れる前の状態から、いきなり最終剖出状態に到達することはない。学生はその途中の "プロセス" を知りたいわけで、"プロセス" がわからないと、今進めている作業が正しいのかどうかと不安を感じる。そのため、本書ではできるだけ、剖出作業の "プロセス" を写真や図で示すようにした。また、作業中にページをめくる煩わしさを極力減らすために、説明文のすぐ近くに写真や図を配置した。本書は解剖実習のプロトコール書であって、アトラスではない。名称の記載は、その写真や図で伝えたい最小限のみに限定し、本文中では日本語に限定した。

本書には、理解を深めるための詳しい解説、興味を引くためのコラム、実用性を重視したクリニカルアナトミー的な記述がほとんどない。指導に当たられる先生方の裁量で、肉づけをしていただきたい。実習作業を効率的かつ的確に進めるため、"プラクティカル" に徹した脳解剖実習書として、本書を活用していただければ幸いである。本書を使用して脳解剖実習を行った学生諸君と指導者の先生方の感想、提言、批判を歓迎したい。

本書の編集と執筆にあたっては、NPO 法人 nature works の石山 郁慧 氏と有定 明代 氏に多大なご協力をいただいた。また、丸善出版株式会社の三井 正樹 シニアプロデューサーには、終始、支援と助言をいただいた。心より感謝の意を表したい。

平成 24 年 10 月　　　千田 隆夫

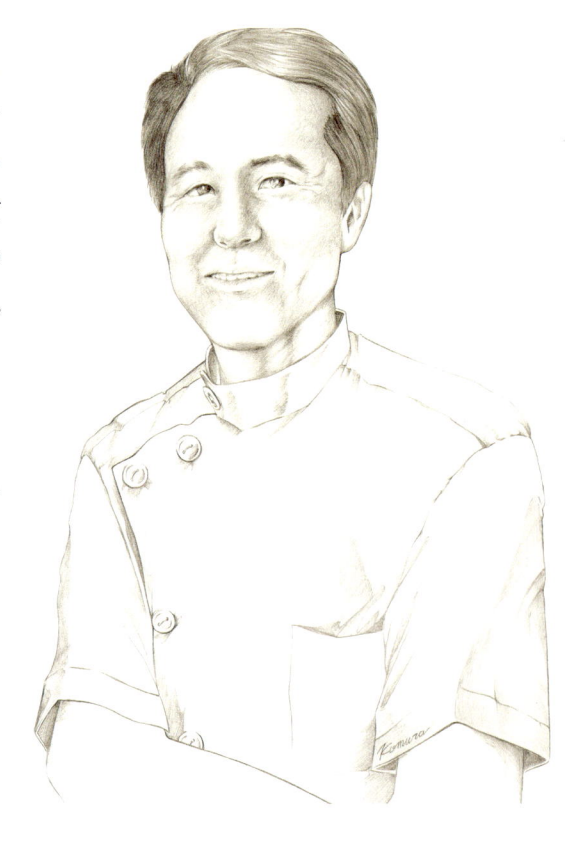

—解剖実習書で求められる図版の難易度に挑む—

私は、動植物の生態を細密描写する博物画家である。個々の生物を解剖学的な視点で描く機会はまずない。ましてや、人体解剖学とは全くの無縁であった。この道に入ったのは、今から7年前のことである。当時、藤田保健衛生大学医学部・千田 隆夫 教授が、私の個展会場にふらりと訪れた。旧友との再会を喜んだのも束の間、「人体解剖実習書の図版を描く」という意想外の難題を持ちかけられた。正直なところ、門外漢の分野で、高精度の図版制作を求められ、大いに躊躇したのである。

そして数ヵ月を経た頃に「非常勤の教員として来て欲しい」と要請があり、解剖実習の現場に約4年間、時間の許す限り赴いた。モチーフを視覚と触覚で記憶し、様々な角度で多くの部位を描写。当然、専門書をひもとくだけでは得られない "実物のリアリティ" を感覚的に理解し、鑑みる域に近づけていった。そして、岐阜大学医学部に転籍した千田教授と共に、自身も同大学に籍を置いた。人体解剖学の世界に踏み込んで5年目の春、本原稿執筆と描画作成がスタートしたのである。
本書は、身体の世界観を完成から各パーツへと逆進する書であると定義づけた。

脳の部位は大きさや形に個体差があったり、剖出時の損傷があったりする。これを平均的な外観で破損がない状態にデフォルメし、視認しづらい神経の残枝などは専門書を睨みながら描いた。また、画家としてのこだわりを捨て、妥協ではない簡略、過剰に凝った構図を追求しないことを心がけた。その結果、実習の現場で学生たちが瞬時に理解できるビジュアルとなったと自負している。

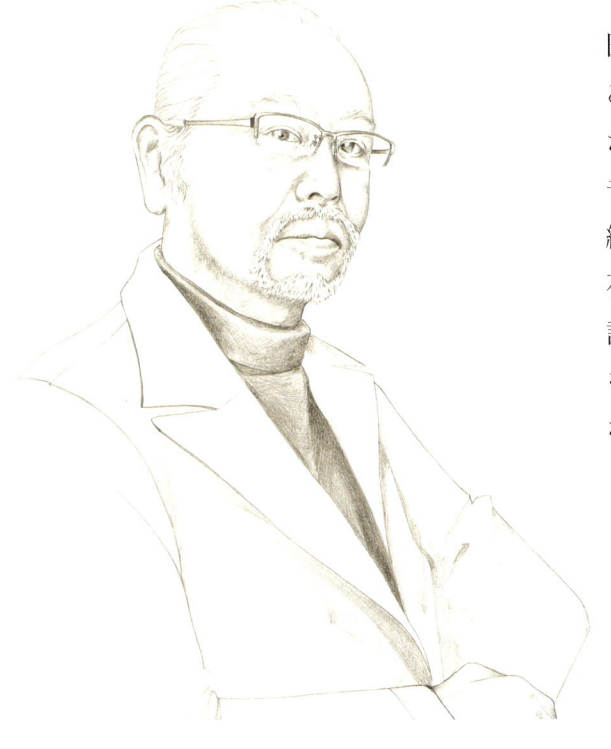

医学書の作成には、通常、数多くのスタッフが必要であるが、本書は執筆・描画から印刷データ作成まで、たったの4名で完結させることができた。著者である千田・小村の他に、現場取材や解剖作業補佐を行い、編集全般から本書の顔となる装丁をも手がけてくれた石山 郁慧、組版と本編デザインで幾度となく発生した訂正や変更にも応諾し、全編の視覚的な整合性と見やすさを熟考してくれた有定 明代。この2名の存在なくしては、なし得なかったことに、敬意を込めて謝意を贈りたい。

平成24年10月　　　小村　一也

目次

はじめに

実習の進め方

脳はたかだか 1kg 強の重さで、片手のてのひらに乗る程度の大きさの臓器である。その中に人体のあらゆる機能を統括し指令を出す、大小様々な構造がつまっている。それを肉眼だけで確認するのは不可能である。脳の内部の諸構造の立体的位置関係の把握も、初学者には難しい (学生時代の筆者を含めて)。多くの学生がそこで脳解剖の難解さを感じる。本書では、脳の細部の構造を追究するよりも、全体感を失わずに脳を包括的に理解することを、実習の目標に据えた。本書の作業内容は、通常の医学生・歯学生が通常の注意力でもって実習に取り組めば、十分にこなせるはずである。

本書は脳解剖実習の回数 (1 コマ 90 分の授業が連続 2 コマで 1 回とする) を 4 回と想定して、編纂した。したがって本書では、脳解剖実習の全作業過程を 4 章構成で提示した。1 章あたりに要する実習時間は、3 時間程度である。集中して作業が継続できるのは、この程度であろう。医学部・歯学部における脳解剖実習では、通常、3 〜 5 人の班に 1 個の脳が与えられる。
本書にしたがって実際に剖出作業を行うのは、1 名もしくは 2 名である。大脳を切半した後は、左右の大脳半球で同じ作業を行うので、班員全員が実質的な作業に携わることができる。作業を行わない学生も傍観しているだけではなく、本書の該当部分を読み上げたり、アトラスの参照図を探したり、次の作業に必要な器具を準備したり…というような積極的な関与を期待する。

実習作業 (剖出作業) は、時々刻々、連続的に変化する。剖出前の状態からいきなり最終目的の構造に到達することはない。実習中の学生諸君は、その途中経過が知りたいであろう。途中経過が正しければ、目指す構造にたどりつけると確信できるから…。本書では、作業の途中経過を、できるだけ多くの簡潔明瞭な図と写真によって示すよう、心がけた。図と写真は、その説明文のすぐ近くに配置されているので、通し番号を付していない。
日本国内における解剖実習であるならば、実習室では日本語の解剖学用語があれば十分である。本書では、本文中には日本語以外の解剖学用語を併記していない。ただし、予習・復習における便を考慮して、索引には日本語とともに英語を併記した。索引では、その語句が本書で初めて出てきたページのみを記載した。

おわりに、本書はあくまでも実習の手引き書であって、系統的な解説書ではない。担当教員の指導のもと、別に適切な脳解剖学のテキストとアトラスを持つことをお勧めする。

実習に要する用具

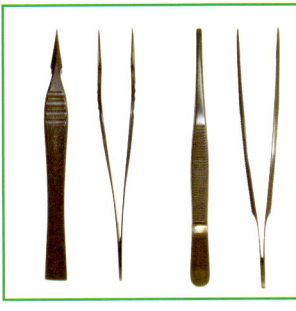

【 ピンセット 】 体幹・頭頚部の解剖実習で、2種類のピンセット (外科ピンセット、イカ頭ピンセット) を使用するであろう。
脳解剖実習ではそれと同じものを使用する。血管やクモ膜をつかむ際には、通常は外科ピンセットを使用するが、非常に細い血管や脳神経をつまむ際にはイカ頭ピンセットの方が便利である。メスと同様、ピンセットの "柄" で、脳実質を削ぎ落とすという用途もある。

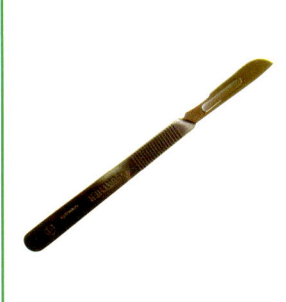

【 メ ス 】 木製の柄に刃が固定されていて、切れにくくなったら刃を研いで使用するメス (研磨方式) と、切れにくくなったら刃だけを交換するメス (替刃方式) がある。時間的制約の多い最近の解剖実習では、後者が推奨されている。替刃の形 (サイズ) は、先があまりとがっていないものがよい。脳解剖実習ではクモ膜の剥離と血管の切断の際はメスを使用するが、メスの刃で脳実質を切る作業は限定的である。むしろ、メスの "柄" で脳実質を削ぎ落として、神経線維束の走行を観察する作業の方が、頻度としてはずっと多い。

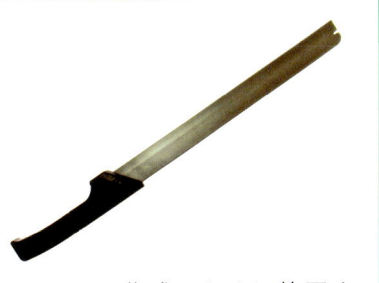

【 脳刀 】
脳実質の切断と脳スライスの作成のために使用する。班に1本あればよい。
脳刀を使用する際には、脳を発泡スチロール製のブロックに置いて、そのブロックにまで刃を切り込むように切ると、完全に切断できる。脳刀に力を加える際は、一方向に一定の強さの力を加えること。切っている途中で力の方向や強さを変えると、切断がうまくいかない。

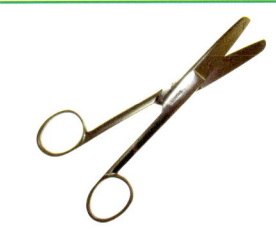

【 ハサミ 】
血管を切断する際に使用することがある。2本の刃先のうち、一方が丸くて、もう一方がとがっているタイプのハサミ（外科片尖刀）を使用する。班に1本あればよい。

【 はかり 】
脳重量の測定のために使用する。
重さ1kg強の脳が計測可能な秤量のはかりが、1台あればよい。

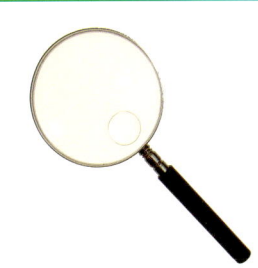

【 ルーペ または 実体顕微鏡 】 肉眼では判別しにくい細かい構造を見るために、ルーペまたは実体顕微鏡があると便利である。
ルーペの場合は班に1本、実体顕微鏡の場合もできれば複数台あると待ち時間を減らせる。ルーペ、実体顕微鏡のいずれの場合も、観察対象物を黒い紙の上に置くと、試料ステージのハレーションが低下し、観察対象のコントラストが上がって、観察しやすくなる。

第1章　脳の外にある諸構造の観察

イントロダクション

脳を初めて見る (触る) 瞬間は、誰もが感動する。
この感動をモチベーションにして、脳解剖実習を意欲的に進めよう。

第1章では、脳の外にある諸構造を観察する。具体的には、髄膜、血管、脳神経である。
髄膜は硬膜、クモ膜、軟膜の3枚からなる。最外層の硬膜は脳取り出しの際に、頭蓋骨側に
付着して残っている。脳に分布する血管は臨床上、非常に重要である。クモ膜下出血、脳内
出血、脳梗塞、脳動静脈奇形、硬膜外血腫、硬膜下血腫など、脳血管障害の種類は多く、し
かも生命に直結する重篤なものが多い。

脳からの静脈は硬膜静脈洞という、頭蓋
内にしかない特殊な静脈に流入する。
脳からは12対の脳神経が出る。すべて
脳底部から出て、頭蓋骨を貫通して分布
先に向かう。脳取り出しの際に脳神経は
すべて、人為的に切断されている。

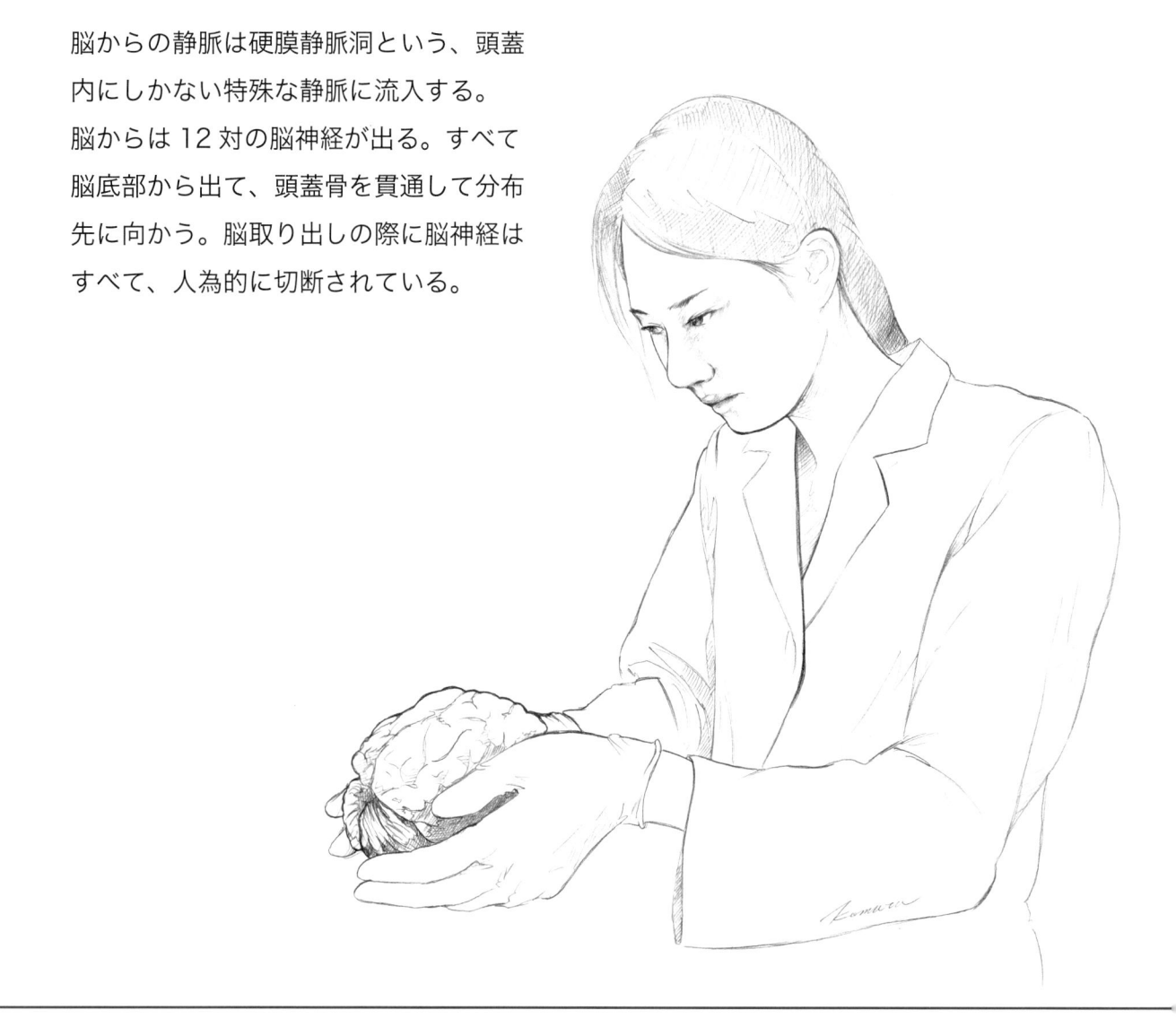

§1 脳を外から観察する

作業 1

脳を容器から出してトレイに置き、脳を包んでいるガーゼ等があれば、取り除く。

作業 2

脳の重さをはかる。

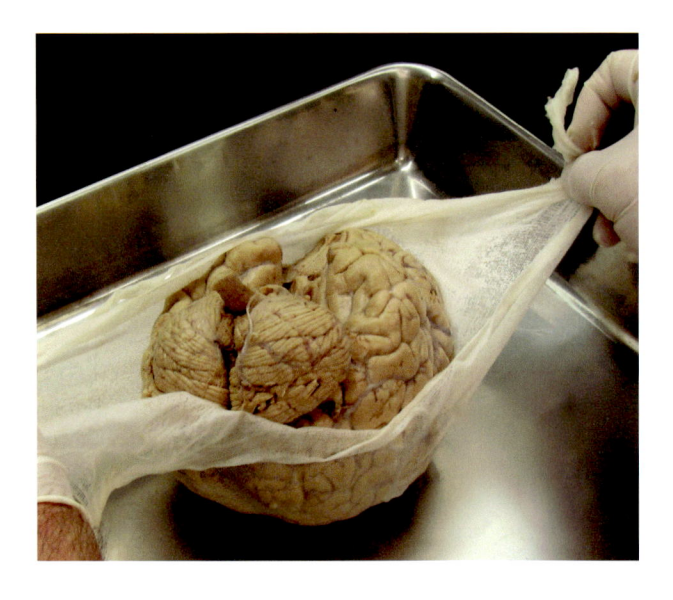

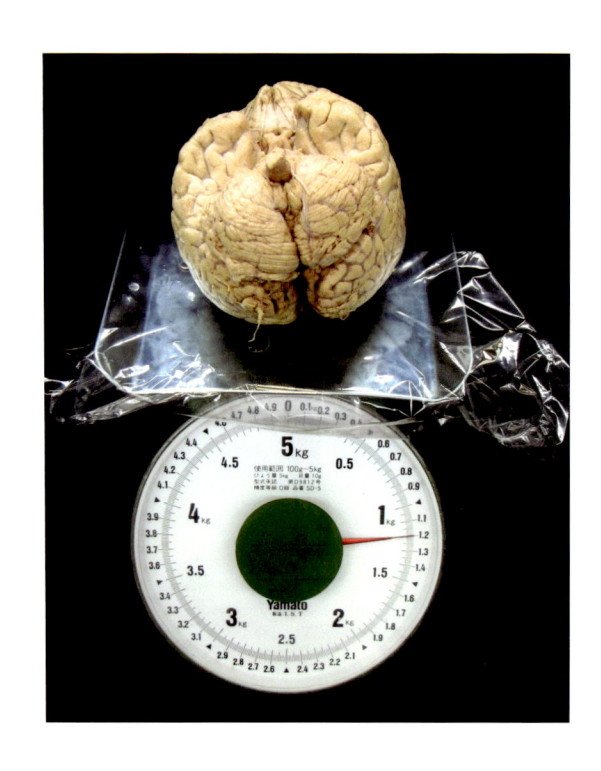

観察 1

大脳、小脳、脳幹を区別する。小脳のある方が「うしろ」である。

観察 2

大脳の表面の様子を観察する。

1 脳は、ガーゼ様の白っぽい半透明の膜 (クモ膜) に包まれている。

2 外側溝 (Sylvius溝) は、脳溝の中で最も深くて明瞭な溝である。

3 大脳縦裂が左右の大脳半球を分ける。生体では大脳縦裂に大脳鎌が入る。

4 脳回と脳溝が脳のしわをつくる。脳溝に沿って多数の血管が走っている。脳回の幅は大脳では広く、小脳では狭い。脳幹には脳回や脳溝はない。

5 大脳下面に嗅球とそれに続く嗅索、視神経交叉、下垂体茎が見られる。脳を取り出す時に、下垂体と脳を下垂体茎で離断した。

6 後方では、左右の小脳半球と、それらに挟まれた脳幹が見える。

7 大脳と小脳の間のすきまは深く、生体ではここに小脳テントが入る。

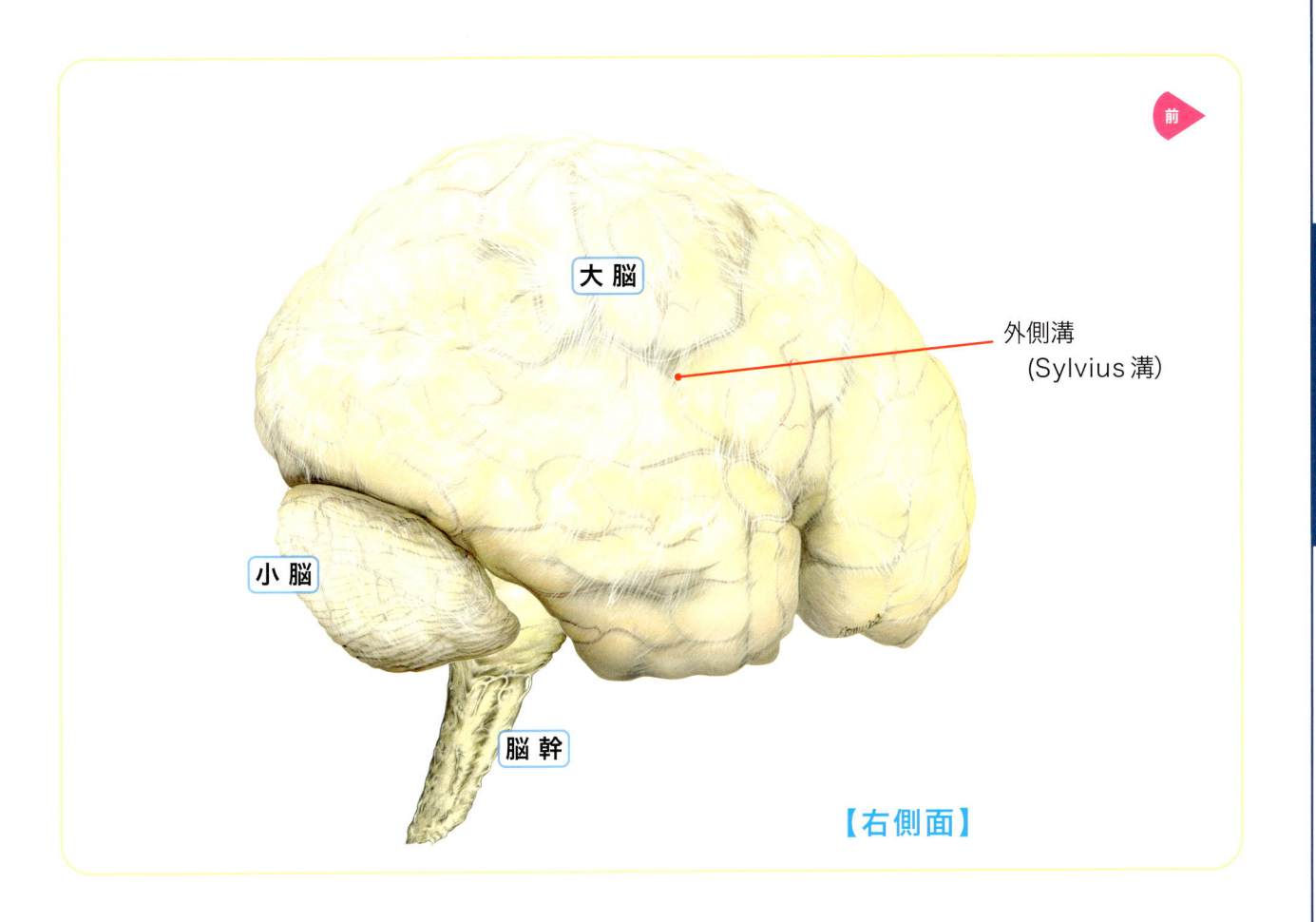

前

大脳

外側溝
(Sylvius溝)

小脳

脳幹

【右側面】

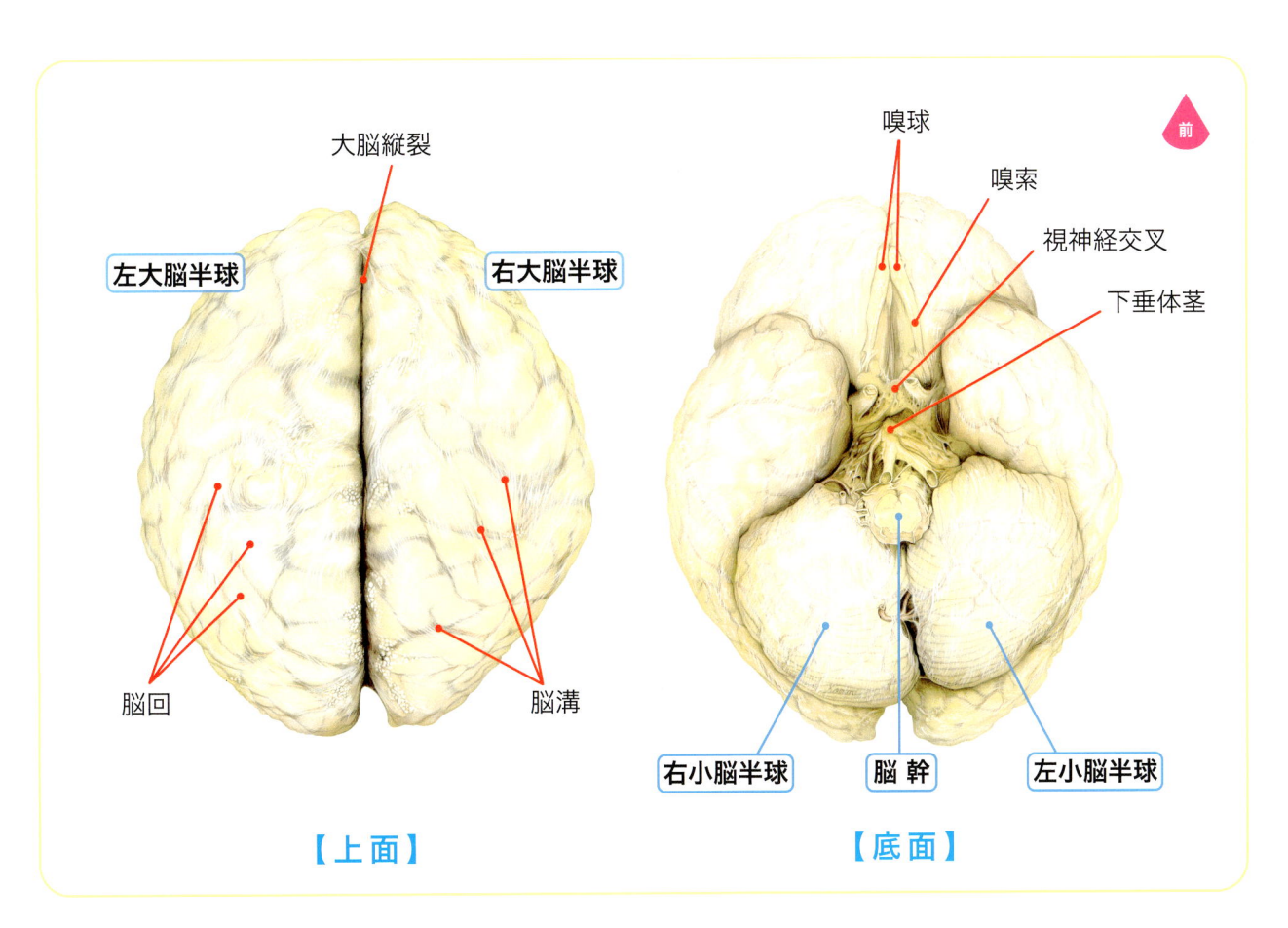

大脳縦裂

左大脳半球　　　右大脳半球

脳回　　　　　脳溝

【上面】

前

嗅球

嗅索

視神経交叉

下垂体茎

右小脳半球　　脳幹　　左小脳半球

【底面】

§2 脳の血管（静脈）

脳の静脈系の最大の特徴は、硬膜静脈洞の存在である。

硬膜静脈洞はすべて脳の外にあり、脳からの静脈血は通常の静脈を経て、硬膜静脈洞に注ぐ。

脳から硬膜静脈洞に注ぐ静脈の代表として、脳の表面付近の静脈血を集める**上大脳静脈**と、脳の深部の静脈血を集める**大大脳静脈**（無対）を観察しよう。

観察 3

上大脳静脈を観察する。

1　大脳半球の上面付近を走る静脈の走行をたどっていく。

2　左右の大脳半球の間の溝（大脳縦裂）の近辺で、1の静脈が断面となって終わるものが見つかる。これが、脳の取り出し時に切断された上大脳静脈である。
上大脳静脈は、全部で十数本ある。

3　上大脳静脈は上矢状静脈洞につながっている。
上矢状静脈洞は硬膜側（頭蓋側）に残っているはずである。

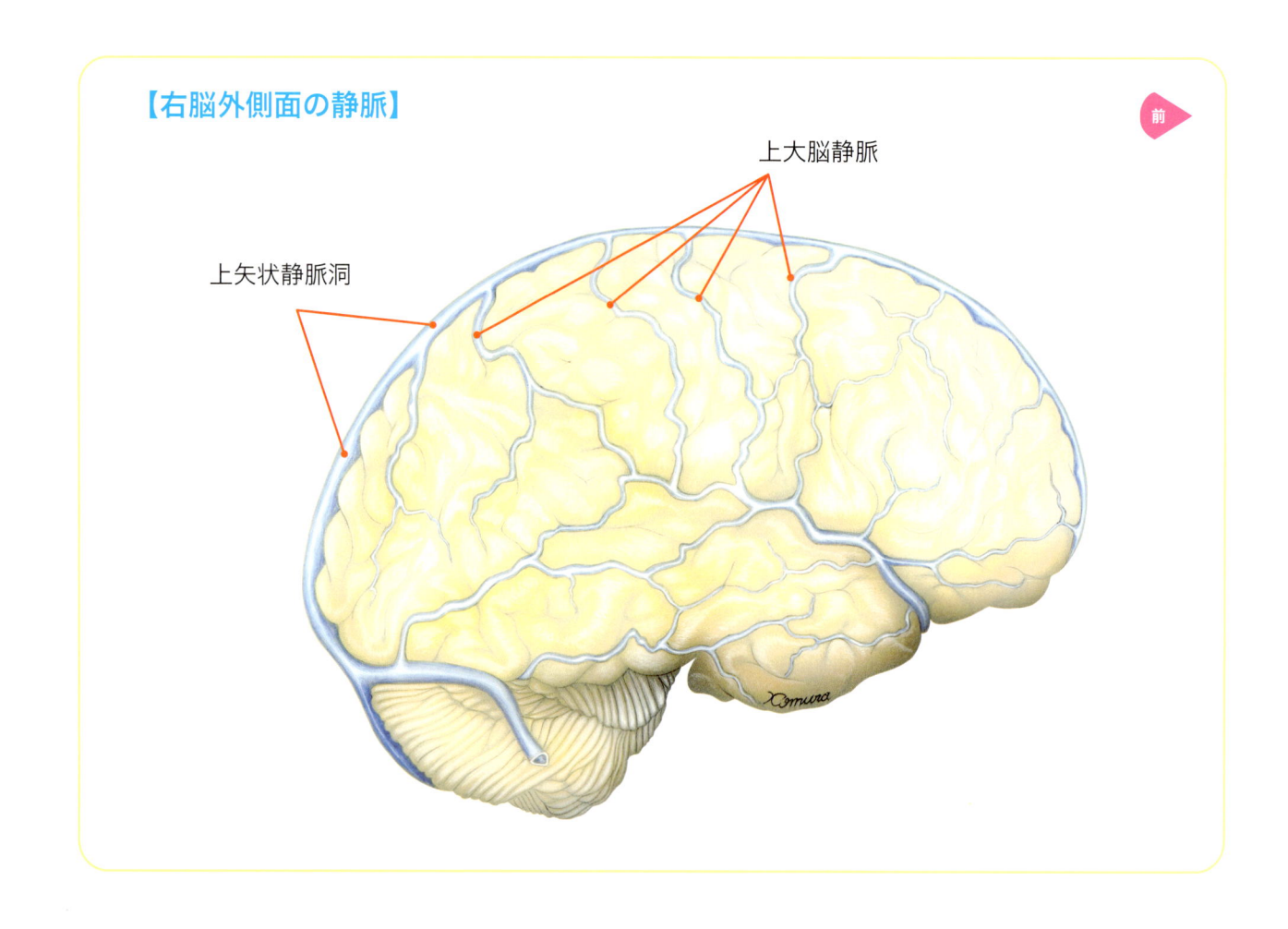

【右脳外側面の静脈】

上大脳静脈

上矢状静脈洞

作業 3

大大脳静脈を観察する。

1　大脳縦裂の後端付近に指をさし込んで、左右の大脳半球を軽くこじ開ける。

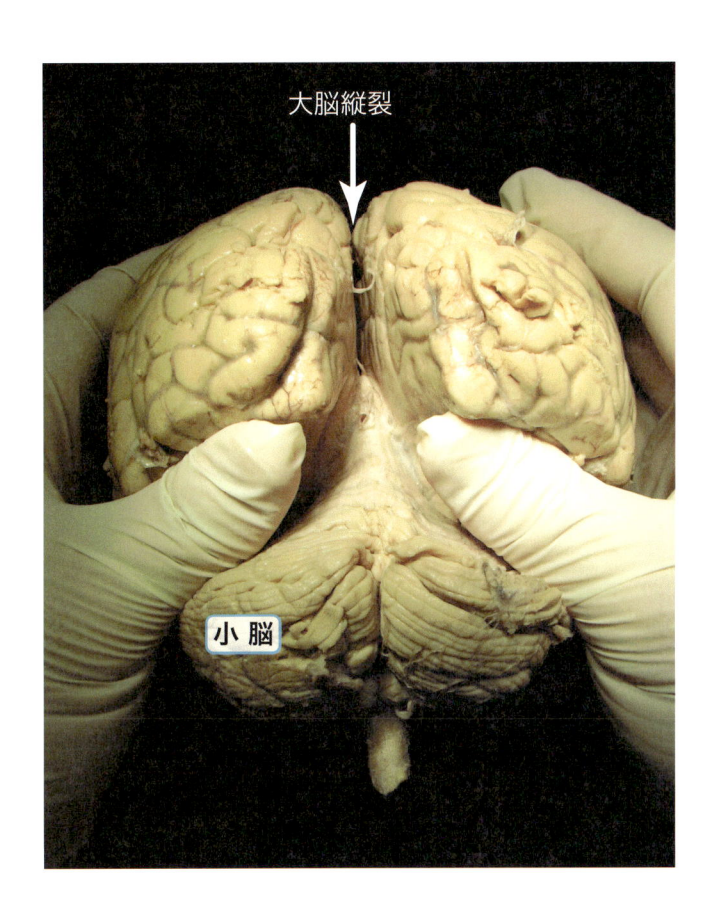

大脳縦裂

小脳

2　さらに、別の指で小脳を押し下げて脳の奥をのぞき込むと、
　　大大脳静脈の断端を見つけることができる。

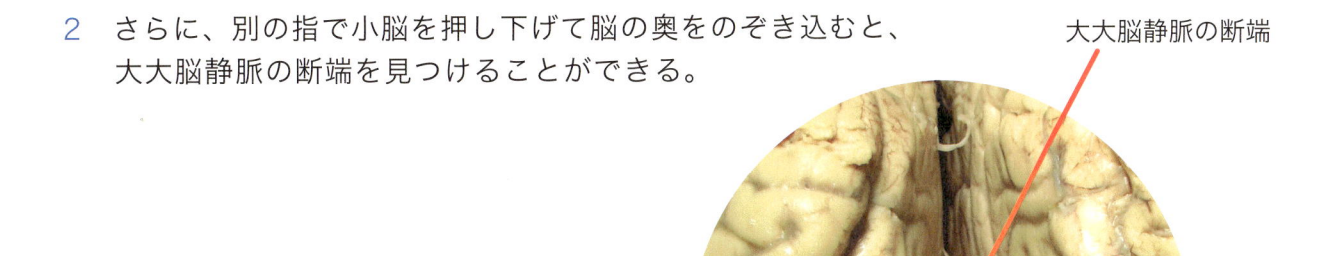

大大脳静脈の断端

§3　脳をつつむ膜（髄膜）

クモ膜、クモ膜下腔、軟膜を観察する。この時点では、脳の大部分は薄いガーゼ様のクモ膜でおおわれている。

1　**クモ膜**は、まさに"クモの巣"状の網目となって、下層とつながっているのがわかる。

そのクモの巣の中（**クモ膜下腔**）に脳表面の血管が走っている。

したがってクモ膜を剥がす時に、クモ膜下腔の血管も一緒に剥がれてしまう。

2　クモ膜の深層で、脳表面に密着する光沢のある薄い膜の存在に気づく。これが**軟膜**である。

3　軟膜はクモ膜と違って、ピンセットで剥がすことができない。

軟膜は脳実質と密着しているからである。

4　クモ膜と軟膜の間の空間がクモ膜下腔で、生体ではここを脳脊髄液（髄液）が流れる。

脳表面の大部分の血管はクモ膜下腔を走っている。

5　脳に出入りする太い血管は、クモ膜下腔の"クモの巣"の中を走る。

[髄膜の模式図]

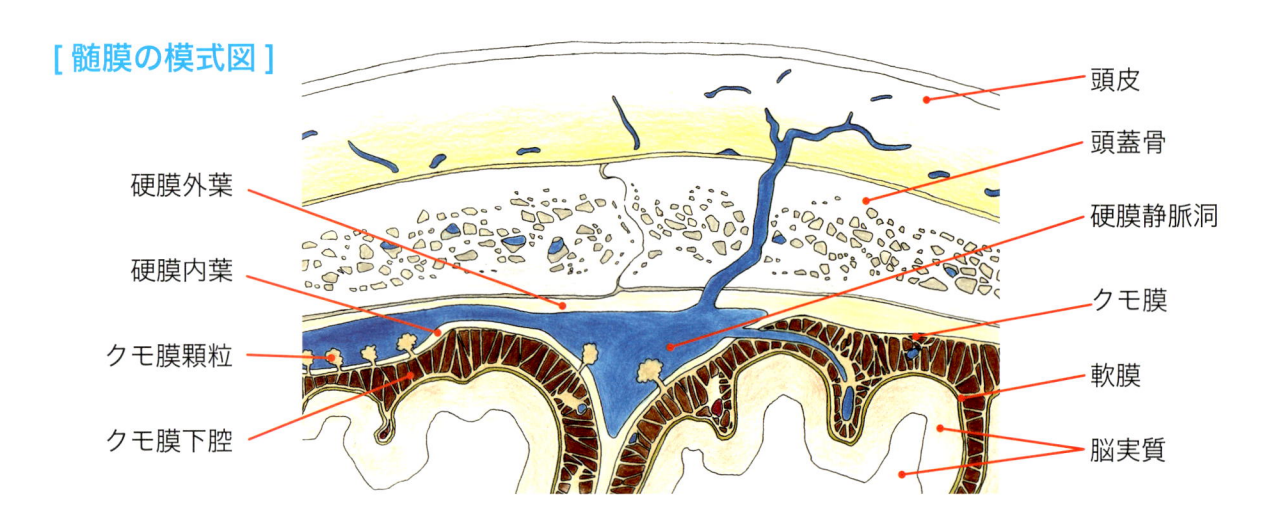

硬膜外葉　硬膜内葉　クモ膜顆粒　クモ膜下腔　頭皮　頭蓋骨　硬膜静脈洞　クモ膜　軟膜　脳実質

クモ膜下槽を観察する。

1　クモ膜下腔は脳周囲の何カ所かで拡がっている。これを**クモ膜下槽**という。

2　クモ膜下槽の中で、最も明瞭にわかるのは**小脳延髄槽（大槽）**で、小脳の後下面と延髄の背面の間のくぼみに相当する。

3　脳底部には**交叉槽**と**脚間槽**という2つのクモ膜下槽がある。

4　外側溝に沿って**大脳外側窩槽**がある。

[クモ膜下槽の模式図]

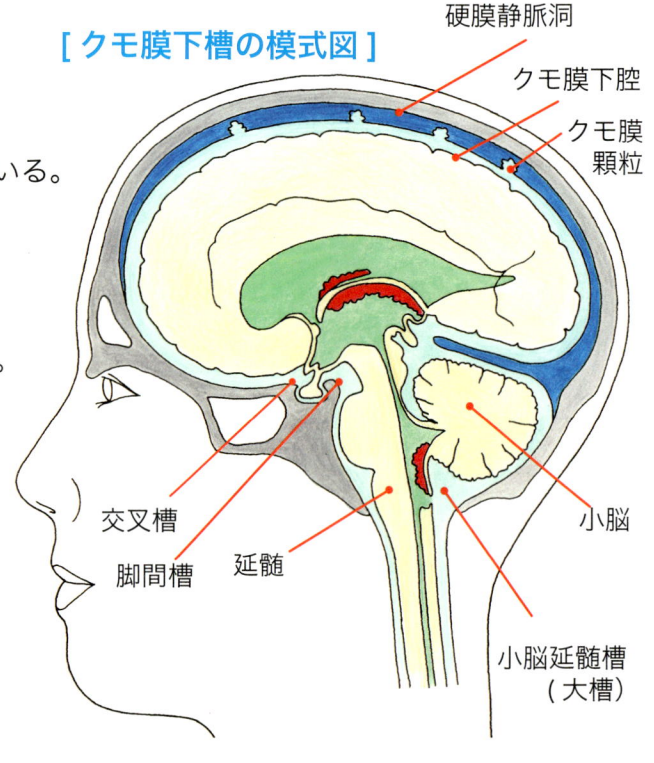

硬膜静脈洞　クモ膜下腔　クモ膜顆粒　交叉槽　脚間槽　延髄　小脳　小脳延髄槽（大槽）

観察 6

クモ膜顆粒を観察する。

脳上面の硬膜静脈洞近辺のクモ膜には、
クモ膜顆粒とよばれる、径1〜2mmほどの
カリフラワー状の突起物が見られる。
クモ膜顆粒は、クモ膜下腔の髄液を硬膜静脈洞
に導く通路と考えられている。大きなクモ膜顆
粒は頭蓋冠の内面に接して、クモ膜顆粒小窩と
呼ばれる小孔を作る。

[クモ膜顆粒]

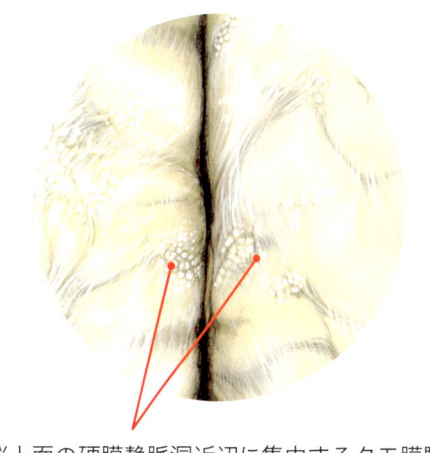

脳上面の硬膜静脈洞近辺に集中するクモ膜顆粒

作業 4

ガーゼのように見えるクモ膜をつまみあげ
て静かに剥がしていく。
脳底部のクモ膜はまだ剥がさないこと。

注意 !!

クモ膜は脳頂部は厚く、脳底部に近づくほど薄くなる。
脳を傷つけないように、先端が丸くなっているピンセッ
トを使おう。ピンセットを立てて使うと脳に傷がつき
やすいので、寝かせ気味に使うと良い。

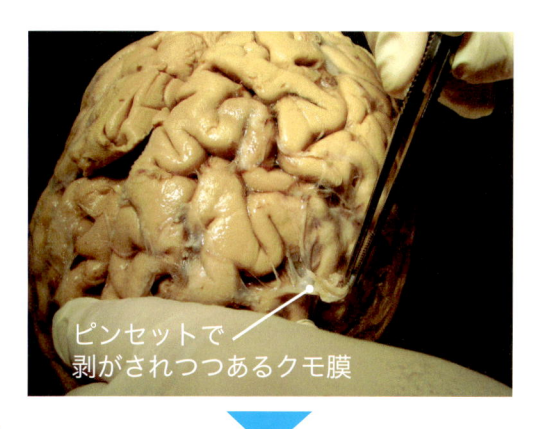

ピンセットで
剥がされつつあるクモ膜

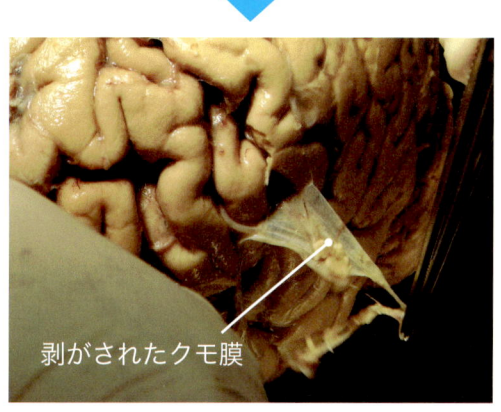

剥がされたクモ膜

§4 脳の血管（動脈）

作業5

1　脳底部中央部分の、血管と脳神経根が密集している所を覆うクモ膜を、
少しずつつまみあげて丁寧に剥がす。剥がしながら、**観察7、8**を進める。
2本のピンセットを両手に1本ずつ持ち、血管や脳神経を片方のピンセットで
押さえながら、もう片方のピンセットでクモ膜を剥がしていくとよい。

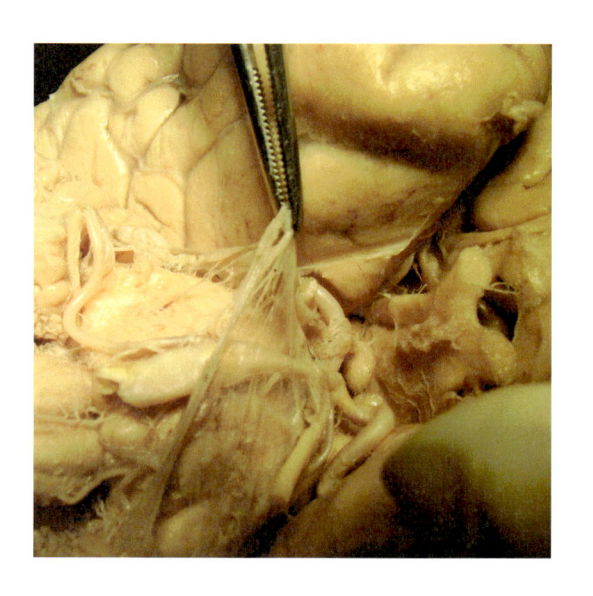

注意!!

クモ膜を無理に引っ張ると、観察すべき血管や脳神経
根が切れてしまうので要注意。P.17とP.19の血管と
神経根の分布走行を充分に把握して、できるだけそれ
らを残すように注意しながら、クモ膜を剥がそう。

2　アトラスのイラストと違って、諸君の目の前にある脳では、側頭葉前端と海馬傍回が
両側から視神経交叉に迫っていて、脳底部の動脈の大部分が隠れているだろう。
側頭葉前端または海馬傍回に指をかけて、脳底部の視野を広げながら観察しよう。

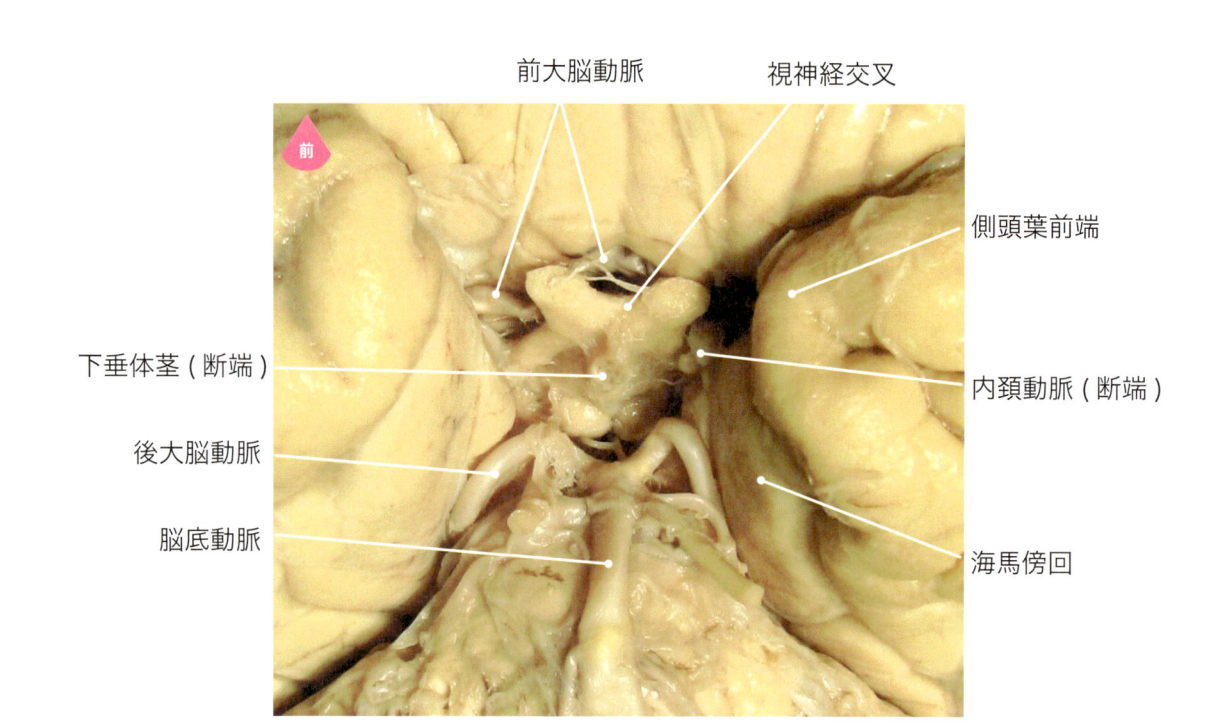

観察 7

内頚動脈とその枝を観察する。

1 **内頚動脈**（有対）は頚動脈管を通って頭蓋底を貫き、頭蓋腔に達する。脳を取り出す際に、内頚動脈は切断されている。内頚動脈の断面は直径5mmほどで、内腔が確認できるであろう。

2 頭蓋腔に出てきた左右の内頚動脈が、視神経交叉の両外側に接していることに注意しよう。この部の内頚動脈に動脈瘤ができた際に、視神経交叉を外側から圧迫し、鼻側半盲（視野の鼻側半分が見えない）をきたすことがある。

3 左右の内頚動脈はそのまま**中大脳動脈**（有対）に移行し、前頭葉と側頭葉の間に入り込んでいく。内頚動脈が中大脳動脈に移行してすぐに、前方に向かう**前大脳動脈**（有対）が出る。前大脳動脈は左右の前頭葉の間を前方に向かう。左右の前大脳動脈をごく短い**前交通動脈**（有対）が連絡している。

4 内頚動脈が中大脳動脈に移行した直後に、後方に向かって細い**後交通動脈**（有対）が延び、**後大脳動脈**（有対）に合流する。

観察 8

椎骨動脈と脳底動脈、およびその枝を観察する。

1 延髄の腹側を上行する2本の**椎骨動脈**（有対）は、延髄と橋の境界付近で合流し、**脳底動脈**（無対）となる。脳を取り出す際に、椎骨動脈または脳底動脈は切断されるので、その断面が見えているはずである。脳底動脈は橋の前面（腹側）正中線上を上行する太い動脈なので、容易に同定できる。

2 脳底動脈は中脳付近で左右の後大脳動脈（有対）に分かれる。後大脳動脈は外側後方に向かい、橋と小脳の間にもぐり込んでいく。後大脳動脈には前方から後交通動脈が合流する。

3 脳底動脈の前方から左右に**上小脳動脈**（有対）が出る。

4 椎骨動脈から脳底動脈に移行するあたりで、左右に2対の動脈が分岐する。**前下小脳動脈**（有対）と**後下小脳動脈**（有対）である。

5 脳底動脈から細い枝（橋枝）が出て、すぐ後ろの橋に入り込む。

6 脳底部のこれらの動脈によって**大脳動脈輪（Willis動脈輪）**が形成される。次章の脳神経の観察が終わったら、大脳動脈輪を切り出し、じっくり観察しよう。

中大脳動脈
後交通動脈
後大脳動脈
脳底動脈
上小脳動脈
前下小脳動脈
椎骨動脈

前大脳動脈
視神経交叉
内頚動脈

§5 脳神経の根

脳底部と脳幹腹側から出る脳神経の根を、前から順番に（つまり脳神経の番号順に）観察しよう。

作業6

脳底部と脳幹に残っているクモ膜を、ピンセットでできるだけ取り除く。

注意!! クモ膜と共に細い脳神経根を引きちぎってしまわないよう、注意すること。
片方のピンセットで脳神経根を押さえながら、もう片方のピンセットで
クモ膜を少しずつはぎ取る方法が、おすすめである。

観察9

前頭葉底面にある脳神経根を観察する。

1. 視神経交叉の前方に、左右各1本の嗅索が延びている。その先端はやや膨れて嗅球となって終わる。

2. 嗅球をルーペで拡大すると、脳を取り出す時に引きちぎられた、細い**嗅神経 (I)** の残りが観察できるかもしれない。

3. 嗅索を後方にたどると、視神経交叉の外側付近で二股にわかれ、その間に三角形の領域 (**嗅三角**) を囲む。

観察10

間脳と中脳の下面（腹側面）にある脳神経根を観察する。

1. 脳底部で、大脳縦裂の最後端の1cmほど後方に視神経交叉がある。
文字通り、左右の**視神経 (II)** が交叉してできる構造である。

2. 視神経交叉の両側には左右の内頸動脈が密着している。

3. 視神経交叉のすぐ後ろには、下垂体茎 (または**下垂体漏斗**) が延びている。
下垂体茎は脳の取り出し時に切断されて、その先の下垂体はトルコ鞍の下垂体窩に残っているはずである。

4. 視神経交叉を出た視神経 (II) は後外側に走り、中脳の大脳脚を抱きかかえるように奥に入っていく。

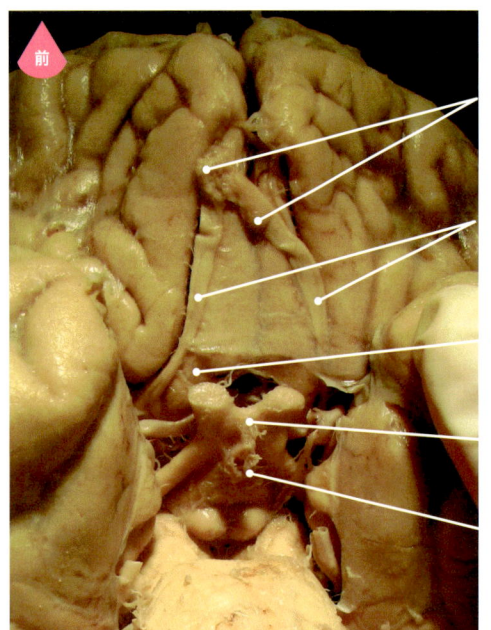

嗅球
嗅索
嗅三角
視神経交叉
下垂体茎 (下垂体漏斗)

観察 11

橋の周辺から出る脳神経根を観察する。

1 中脳と橋の境界部の正中線両側から、左右の**動眼神経 (III)** がでる。動眼神経は後大脳動脈と上小脳動脈の間を通って前方に向かう。

2 大きく左右に張り出した橋の外側面から、脳神経の中で最も太い**三叉神経 (V)** が出ている。三叉神経の断面を見ると、多くの線維束で構成されていることがよくわかる。ピンセットで線維束を軽くかき分けると、三叉神経が太い**知覚根**と細い**運動根**から成ることに気づくであろう。

3 動眼神経 (III) と三叉神経 (V) の間に、中脳の背側から延び出してきた**滑車神経 (IV)** が見つかるかもしれない。滑車神経は動眼神経よりもはるかに細くて見つけにくいので、先に三叉神経根を見つけて、そこから前方に (動眼神経根に向かって) 探索していく方がよい。滑車神経は脳神経の中で唯一、脳幹 (中脳) の背面から出て、大脳脚を回り込んで前方 (腹側) に出てくる。

4 橋と延髄の境界部の脳底動脈両側で、左右の**外転神経 (VI)** が出て、前方に向かう。

5 外転神経根の外側で、橋と小脳の間のくぼみ (臨床では "小脳橋角" と呼ぶ) から、**顔面神経 (VII)** と**内耳神経 (VIII)** が出る。両者の間には細い中間神経 (広義の顔面神経に含まれる) が見られるかもしれない。顔面神経と内耳神経は共に内耳孔から内耳道に入るまで、ぴったりと寄り添って走る。したがって、内耳神経の腫瘍である "聴神経腫瘍" では、内耳機能の異常 (難聴、めまい) に加えて、顔面神経麻痺の症状が合併する。

観察 12

延髄の外側から出る脳神経根を観察する。

1 左右の椎骨動脈が脳神経根の観察を妨げるので、左右の椎骨動脈をピンセットで持ち上げながら、脳神経根を観察する。延髄の外側面からは、上から順番に、**舌咽神経 (IX)**、**迷走神経 (X)** および**副神経 (XI)** の 3 種類の脳神経が出るが、いずれも複数本の根に分かれているので、区別が難しい。

2 これらの 3 種類の脳神経根の前に、延髄の前外側溝から出る複数の**舌下神経 (XII)** 根がかぶさっている。舌下神経は脊髄神経前根と相同である (いずれも運動線維のみからなる)。したがって、第 1 頸髄以下の脊髄神経前根と同じように、舌下神経根は延髄の前外側溝から出る。

[脳底部の脳神経根]

嗅神経 (嗅球) I
視神経 II
動眼神経 III
滑車神経 IV
三叉神経 V
外転神経 VI
顔面神経 VII
内耳神経 VIII
舌咽神経 IX
迷走神経 X
副神経 XI
舌下神経 XII

前

下垂体茎 　 (下垂体は剖出の時点で切除されている)

§6 脳底部の血管 (大脳動脈輪)

作業 7

大脳動脈輪 (Willis 動脈輪) をそのままの形で切り出す。

1 前大脳動脈、中大脳動脈、後大脳動脈を、大脳に入り込む所でメスで切断する。

2 上小脳動脈、前下小脳動脈、後下小脳動脈を、小脳に入り込む所でメスで切断する。

3 大脳動脈輪 (Willis 動脈輪) をピンセットでつまみ上げる。

4 大脳動脈輪 (Willis 動脈輪) から出て脳底部、脳幹、小脳に入り込む細い枝をメスで切る。

5 取り出した大脳動脈輪 (Willis 動脈輪) を黒い紙の上に置き、よく観察しよう。

注意 !! 大脳動脈輪（Willis 動脈輪）の切り出しの際に注意すべきことは、血管にメスを入れる際に、切るべき血管をピンセットでつまんで少し浮かせて、少しずつ切ることである。血管が脳底や脳幹に密着した状態でメスを一気に突き刺すと、血管だけでなくその下の脳組織にまで切り込んでしまうことになり、後の観察や作業に支障をきたす。右手にメス、左手にピンセットを持って、両手で慎重に作業を進めよう。

[脳底部の動脈]

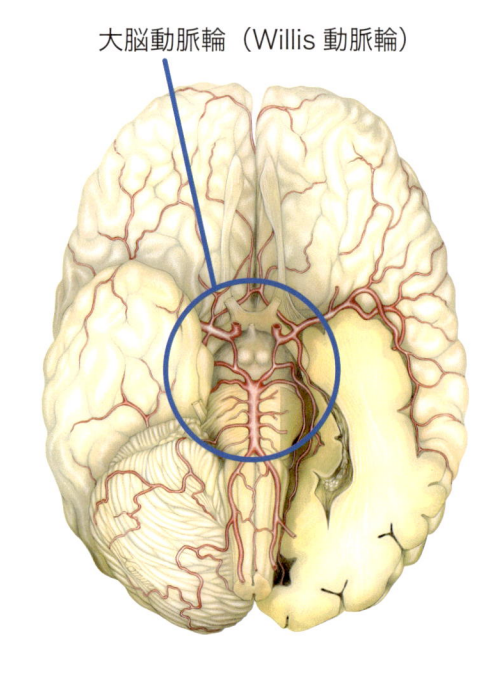

大脳動脈輪（Willis 動脈輪）

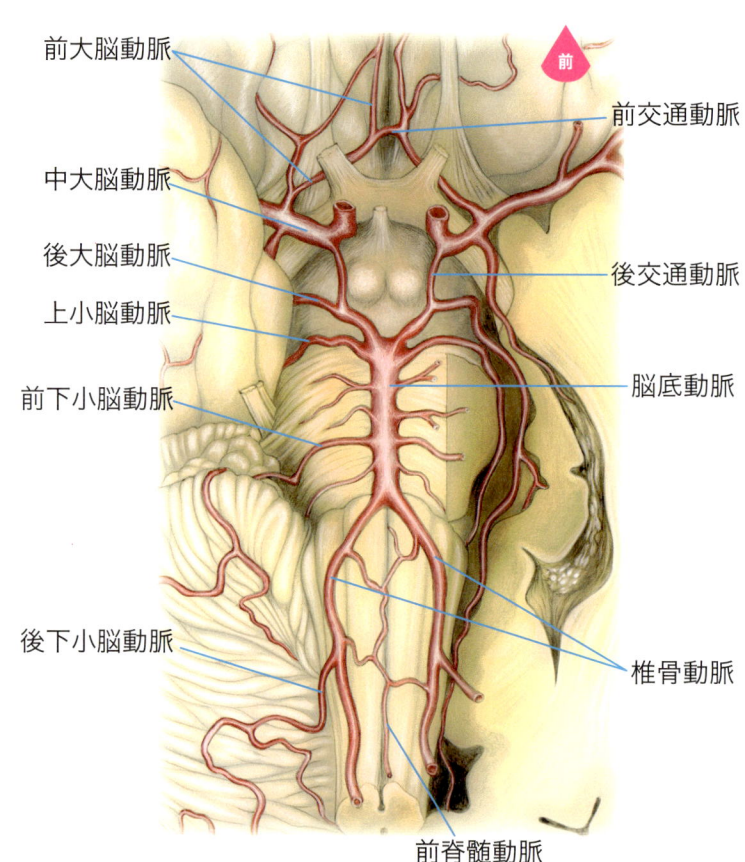

前大脳動脈
前交通動脈
中大脳動脈
後大脳動脈
後交通動脈
上小脳動脈
前下小脳動脈
脳底動脈
後下小脳動脈
椎骨動脈
前脊髄動脈

観察 13

取り出した大脳動脈輪 (Willis 動脈輪) を観察する。

1　以下の動脈を、再度確認する。

- **内頚動脈**
- **前大脳動脈**
- **中大脳動脈**
- **後大脳動脈**
- **前交通動脈**
- **後交通動脈**
- **脳底動脈**
- **椎骨動脈**
- **上小脳動脈**
- **前下小脳動脈**
- **後下小脳動脈**
- **前脊髄動脈**

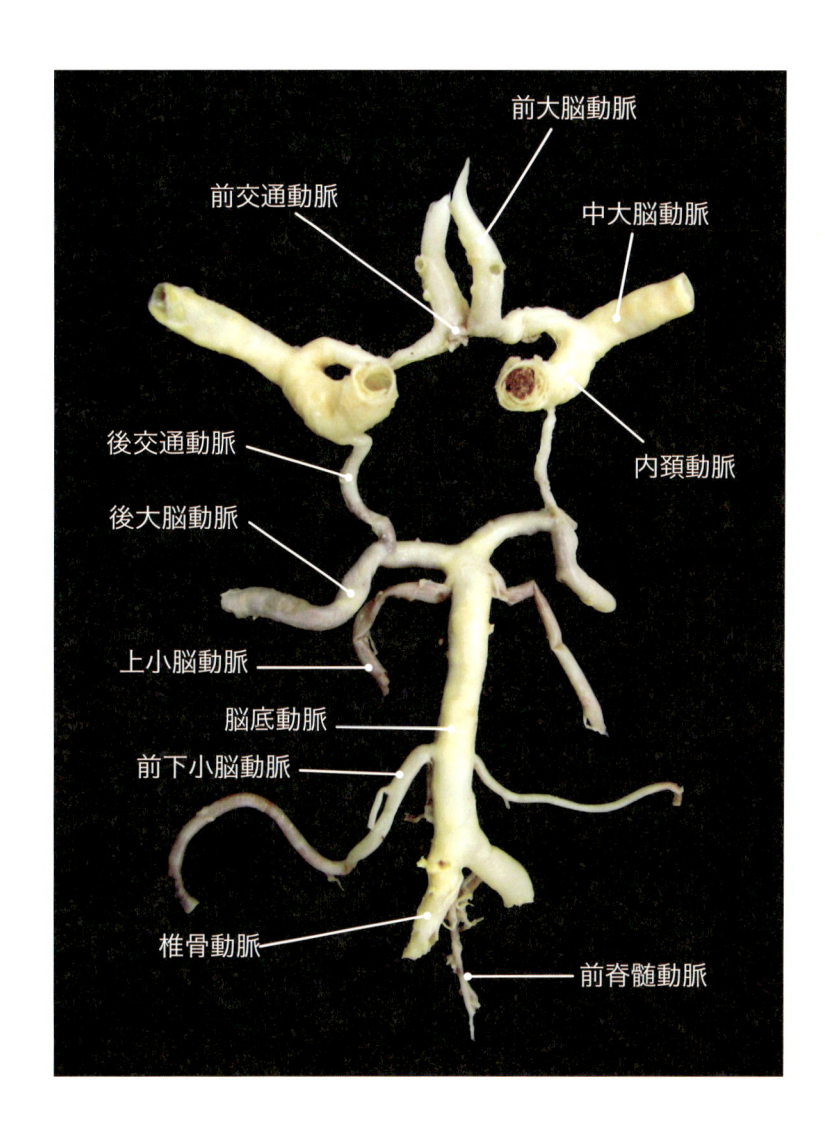

2　大脳動脈輪 (Willis 動脈輪) をルーペで
　よく観察してみよう。
　動脈瘤が見つかることがある。
　動脈瘤は大脳動脈輪の前半の分岐部に多い。

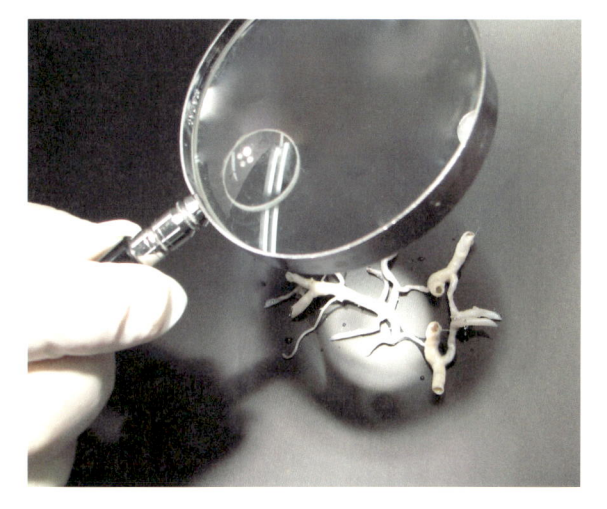

第2章　脳幹と小脳

脳は大脳、小脳および脳幹で構成される。
第2章では、小脳と脳幹を観察する。
最初に脳幹を中脳の高さで切断し、小脳と脳幹を大脳から取りはずす。

小脳は脳幹と左右3対の小脳脚でつながっている。各小脳脚が、多数の神経線維で構成されていることを確認しよう。小脳は正中線上の小脳虫部と、左右に張り出した小脳半球で構成される。小脳の左半分は小脳に出入りする線維束の剖出に使用し、右半分では水平断スライスを作製する。小脳の内部は、皮質、髄質、小脳核が区分される。皮質と小脳核は灰白質、髄質は白質(神経線維)からなることを確認しよう。小脳は大脳、脳幹、脊髄の各部と線維連絡を保ちながら、運動・筋緊張の調節や身体平衡の維持に深く関わっている。

脳幹は上から中脳、橋および延髄で構成される。脳幹は長さ 10cm 足らずで、最も太い部分(橋)でも3cm 程度の太さの、脳の"幹"である。脳幹の中を、大脳、小脳、脊髄の間を連絡する多数の神経線維が、束をなして走っている。錐体束と内側毛帯の剖出を試みよう。

脳幹から小脳をとりはずすと、第四脳室が開放される。第四脳室の上方は中脳水道に、下方は脊髄中心管に続く。第四脳室の底をなす菱形窩には、脳神経の諸核が埋まっている。

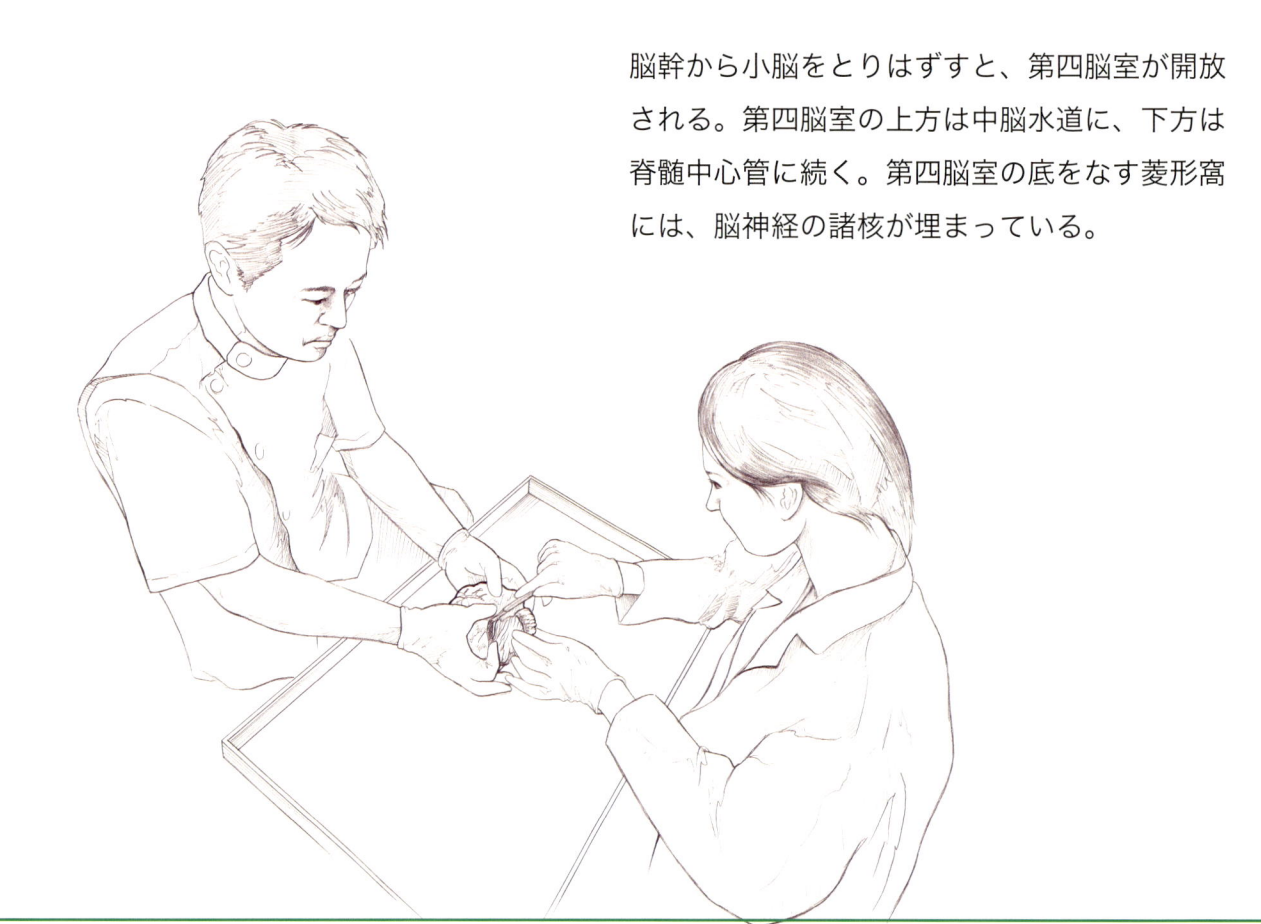

第 2 章

§7　脳幹を外から観察する

（1）脳幹の切断

観察 1

大脳後頭葉と小脳の間の裂け目を指でこじあけ、クモ膜と血管を剥ぎ取る。その奥の脳幹の後面 (背側面) にある上丘と下丘を観察しよう。それぞれ 2 個ずつあることを確認する。上丘と下丘は中脳の背側面にある構造である。

観察 2

同じ高さで脳幹の前面 (腹側面) を見ると、中脳の大脳脚が見える。大脳脚は中脳の腹側面にある構造である。

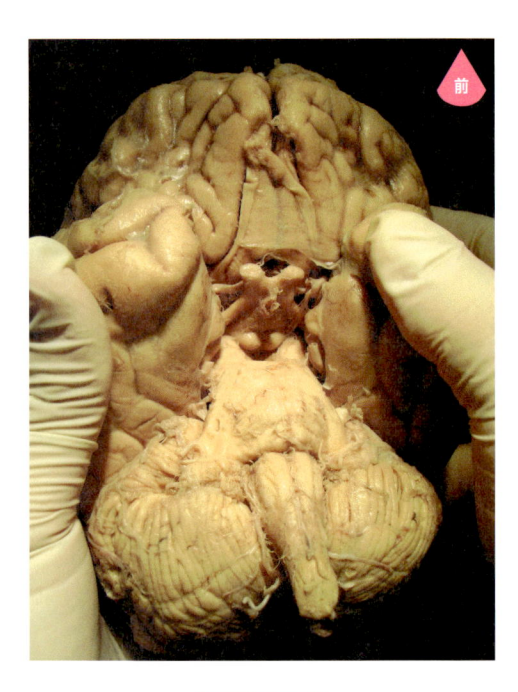

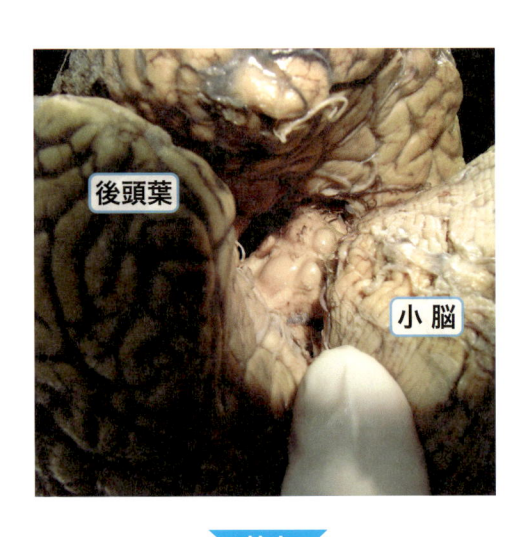

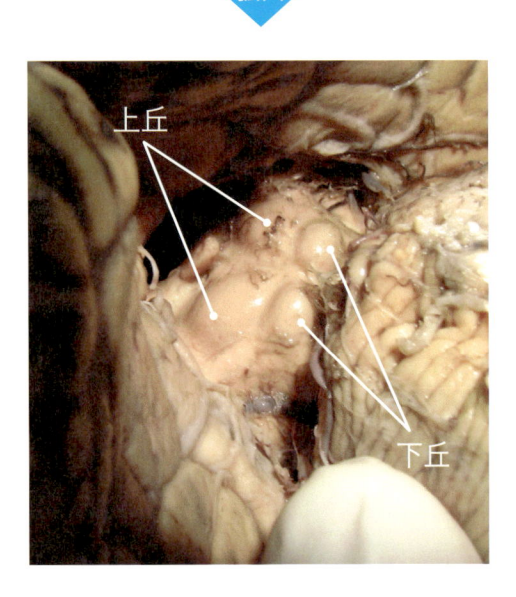

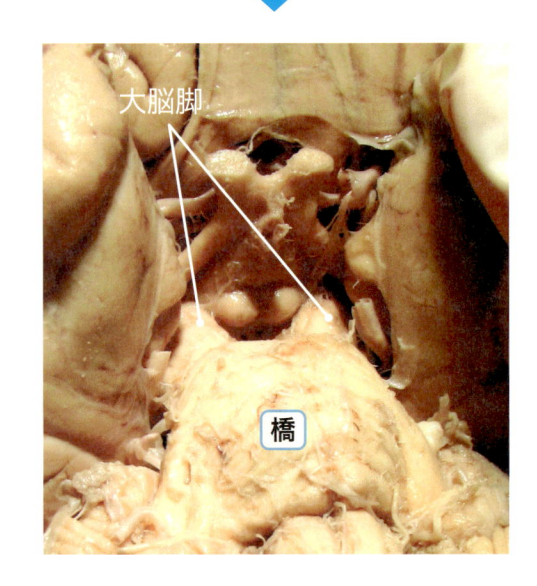

作業 1

大脳と小脳の間にメスを滑り込ませ、上丘と下丘の間で、脳幹に対して直角に脳幹を切断する。

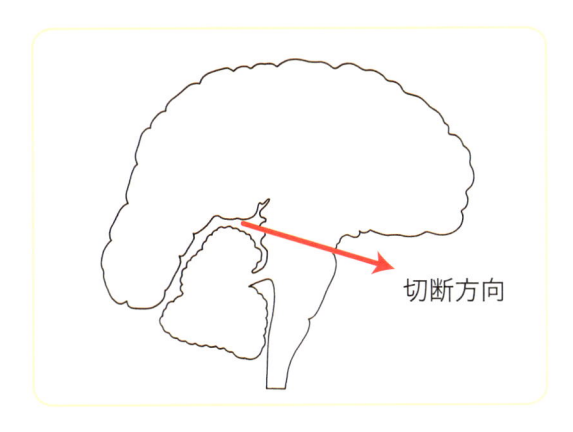

切断方向

注意 !!

作業 1 は、2 人 1 組で取り組もう。
1 人は大脳と小脳の間を押し開き、もう 1 人がメスで脳幹を切断するとよい。
脳を持っている人の手を切らないように！

作業 1 の通りに脳幹を切断すると、中脳の断面が現れる。

作業 2

今まで小脳と脳幹に邪魔されて見えなかった側頭葉後部と後頭葉の下面がよく見えるようになったので、そこに残存しているクモ膜をピンセットで剥ぎ取る。

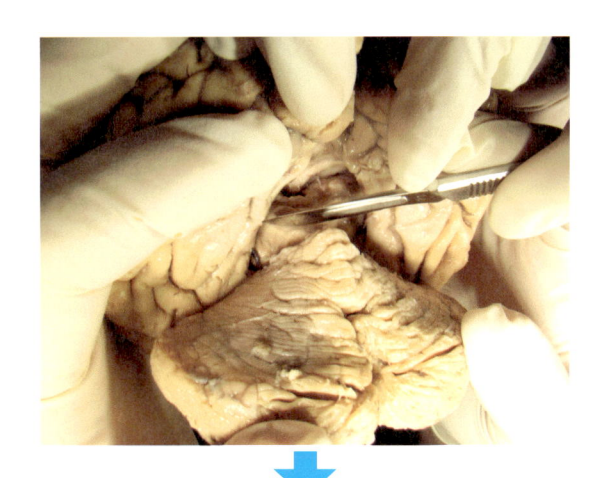

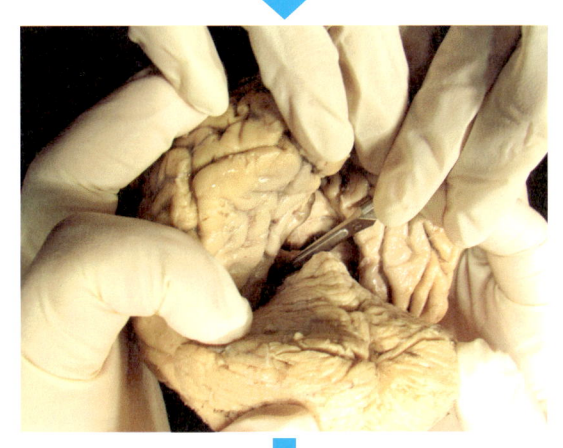

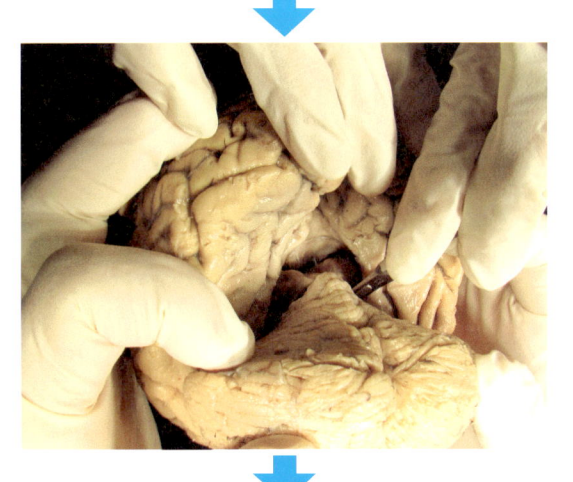

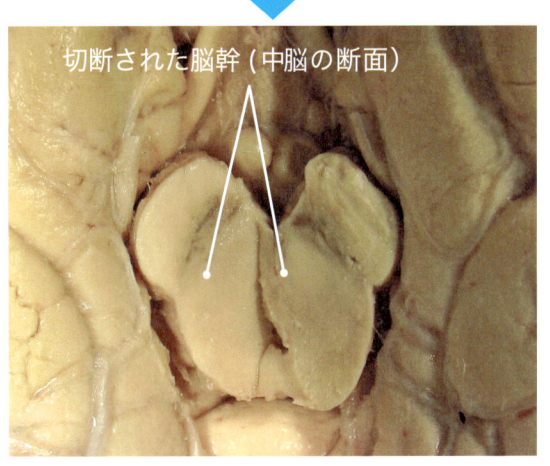

切断された脳幹（中脳の断面）

(2) 中脳の断面の観察

観察 3

中脳の断面を観察する。

1　中脳の腹側には一対の大脳脚がある。

2　大脳脚のすぐ後ろに、その名の通り、帯状 の**黒質**がある。

3　黒質の後ろにやや色の違う対の丸い領域が、なんとなく見分けられる。
これが**赤核**である。中脳には"赤と黒"が共存するのである。ただし、ホルマリン固定脳では赤核は赤色には見えない。

4　赤核の後方で正中線上に、**中脳水道**が小さな孔 (径1〜2mm) として見える。

5　中脳の後端は上丘または下丘という高まりであるが、断面ではその内部を構成する灰色質がかろうじてわかる。

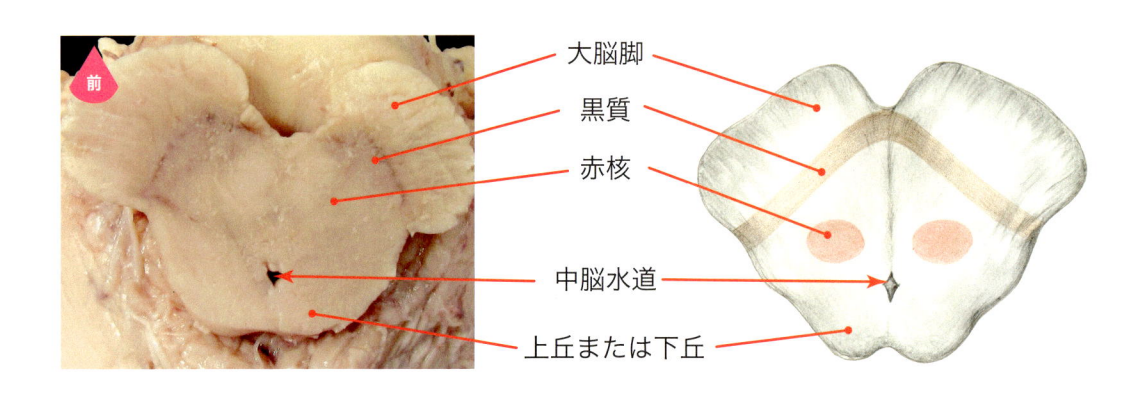

(3) 橋の外観

観察 4

脳幹の中でもっとも大きくて、前方 (腹側) に太鼓腹のように盛り上がっているのが**橋**である。

1　橋の左右後方には小脳に連絡する**中小脳脚**がある。

2　橋の前面の正中線上には浅い溝があり、ここには脳底動脈があった。脳底動脈から径0.5mm以下の多数の細い枝 (中心枝、穿通枝または橋枝) が分岐して、橋の中に入り込んでいたことを思い出そう。

3　橋の表面には横走する紋様が認められるが、これは橋から中小脳脚を通って小脳に入り込む線維束の存在によるものである。

4　全体として、橋は左右の小脳半球を橋渡しするような位置関係にあり、これが"橋"の名の所以である。

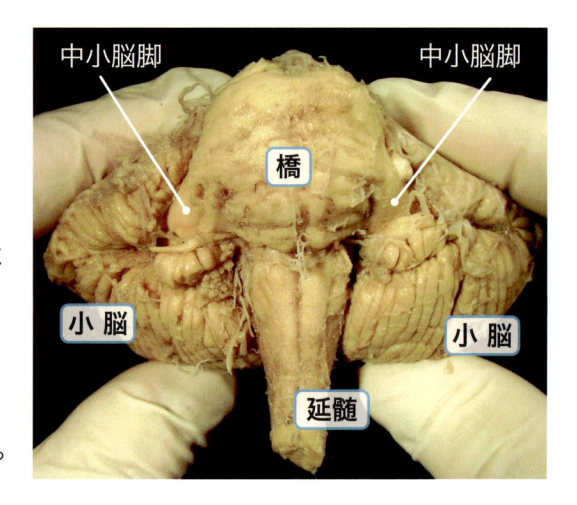

（4）延髄の外観

延髄は橋の下に続く部分で、下にいくほど細くなる。

1　延髄の前面 (腹側面) 正中線上に、前正中裂という深い溝が見られる。
　　前正中裂の両側の、縦長の盛り上がりを錐体という。

2　前正中裂を下方に 1～1.5cm 下ると、溝が浅くかつ不明瞭になる。この部分を錐体交叉といい、これをもって延髄と脊髄の境界とする。脳の取り出しの際は錐体交叉が脳の側に残るようにしているが、遺体によっては錐体交叉が脊髄側に残って観察できない場合がある。

3　前正中裂の 5mm ほど外側に前外側溝がある。

4　前外側溝の外側上方には、長さ 1cm 弱の "柿の種" のような膨らみがある。
　　それがオリーブである。

5　延髄は膨らみが多いので、全体として "球" というイメージがある。
　　延髄の麻痺のことを臨床では "球麻痺" と呼ぶ。

6　延髄の後面 (背側面) は小脳をはずしてから観察する。

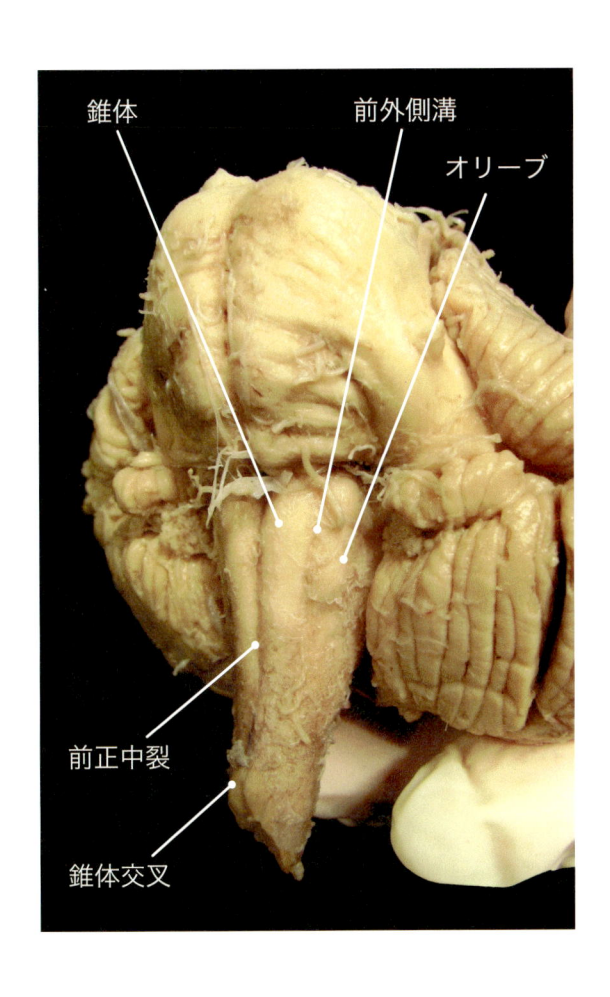

錐体　　前外側溝　　オリーブ　　前正中裂　　錐体交叉

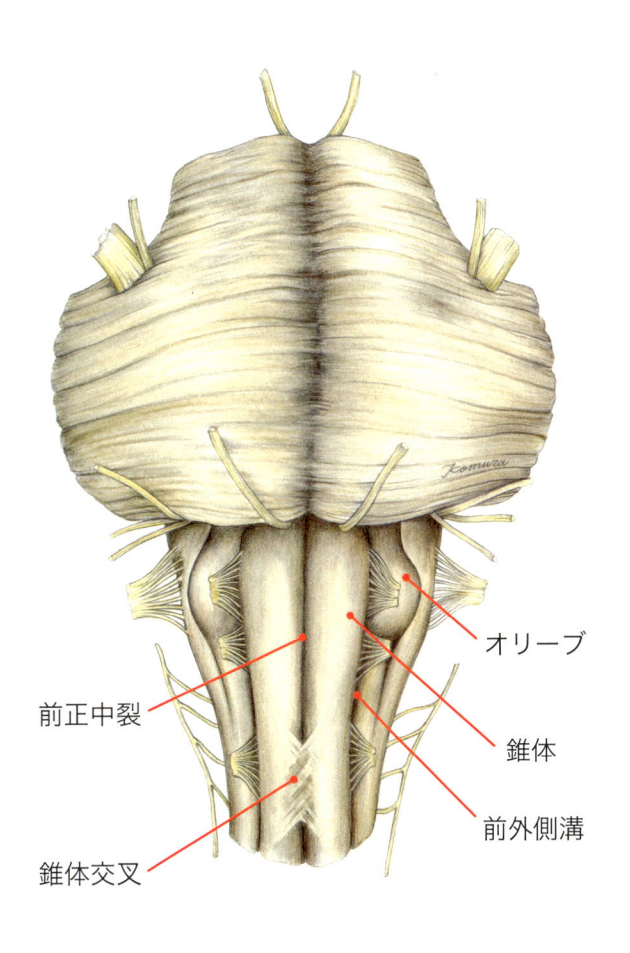

前正中裂　　錐体交叉　　オリーブ　　錐体　　前外側溝

§8 小 脳

（1）小脳と脳幹の関係

小脳と脳幹とを結合する**上小脳脚**、中小脳脚、**下小脳脚**を同定する。

1 脳幹の前面 (腹側面) で、橋と左右の小脳半球の間を太い連絡橋がつないでいる。これが中小脳脚である。
中小脳脚は、上方の太い三叉神経根と下方の顔面神経・内耳神経に挟まれている。

2 中小脳脚の深層には、中脳と小脳を連絡する上小脳脚、および延髄と小脳を連絡する下小脳脚が重なって交錯している。
上小脳脚は中脳下部から下行し、下小脳脚は顔面神経・内耳神経のすぐ下 (このあたりを**小脳橋角**という) の延髄上部から上行していることを、おおまかに見届けよう。

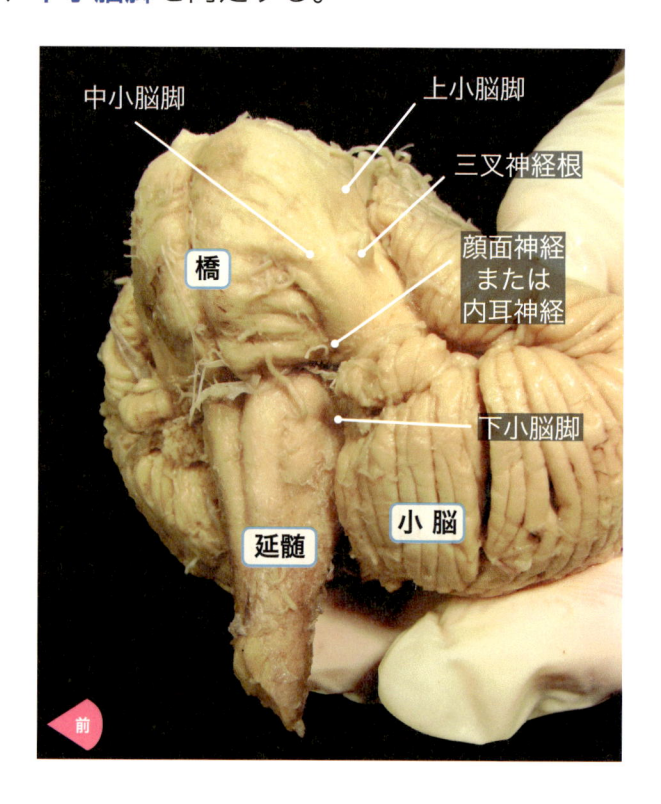

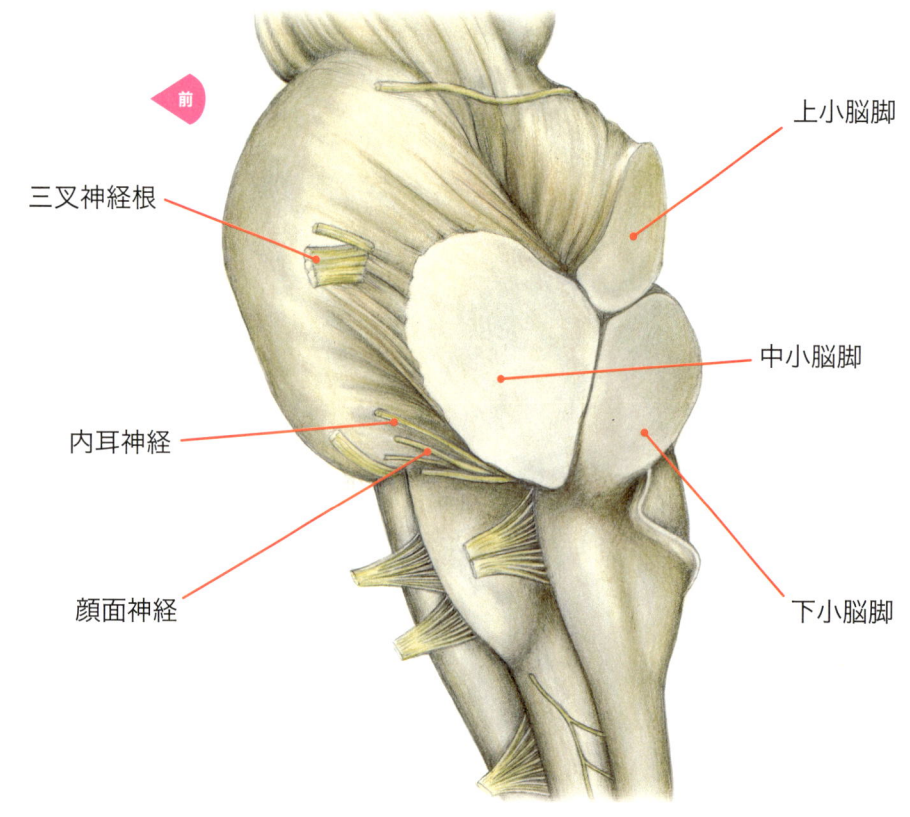

観察 7

小脳と脳幹の間には第四脳室という空間があることをイメージしつつ、その出口である
第四脳室正中口 (Magendie 孔) と第四脳室外側口 (Luschka 孔) を観察しよう。

1 延髄と小脳の間を指またはピンセットで
やや開き、正中線に沿って延髄後面上部
を覗き込むと、正中口 (無対) を 経て暗
い第四脳室が見える。
正中口は白い半透明な膜 (脈絡組織) で
縁どられている。

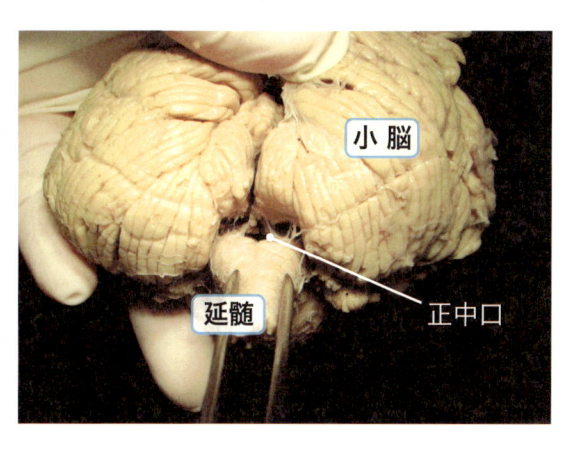

2 両側の中小脳脚の下に、"曲げた手の指"
" じゃんけんのグー" のように見える
小脳片葉がある。

3 左右の小脳片葉の基部に沿って小脳橋角
を内側に進むと、黒っぽい毛糸のような
第四脳室脈絡叢が見える。
脈絡叢は通常は第四脳室内にあるが、し
ばしば外側口 (有対) から外 (クモ膜下腔)
に、はみ出してくる。

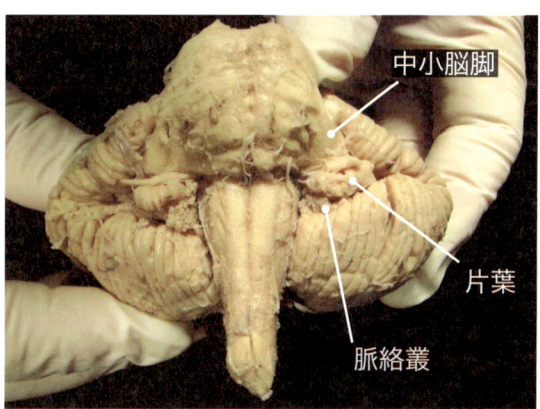

4 脈絡叢をピンセットでつまんで位置をず
らすと、外側口がよく見えるようになる。

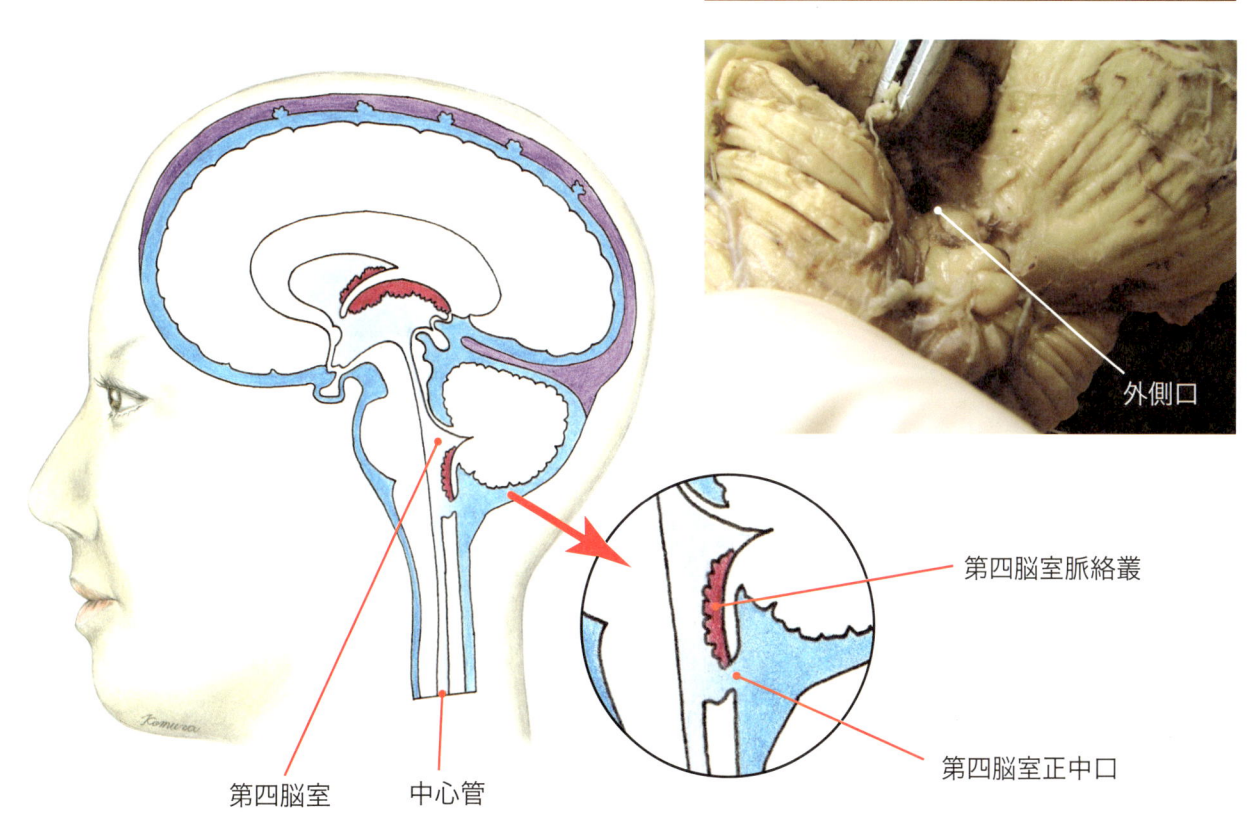

（2）小脳の外観

小脳を上後方から観察する。

1　小脳は正中線上にある**小脳虫部**（無対）と左右の小脳半球（有対）で構成される。
小脳虫部と小脳半球の区別は上後方から見るとはっきりしないが、後ほど脳幹と分離して前面（腹側面）を見ると、明瞭にわかるであろう。

2　全体として、小脳の形と色は"蛾"を連想させる。小脳"虫部"が"中部"ではなく、"虫部"であることが納得できるだろう。

3　溝の中で、上面に見られる特に深いものを**第一裂**と呼ぶ。

4　小脳の表面には多くの溝（**小脳溝**）があり、それらの間は相対的に高まりとなる（**小脳回**）。
大脳と比較すると、大部分の小脳溝はほぼ水平に走り、溝と溝の間隔（小脳回の幅）は大脳よりもずっと狭い。

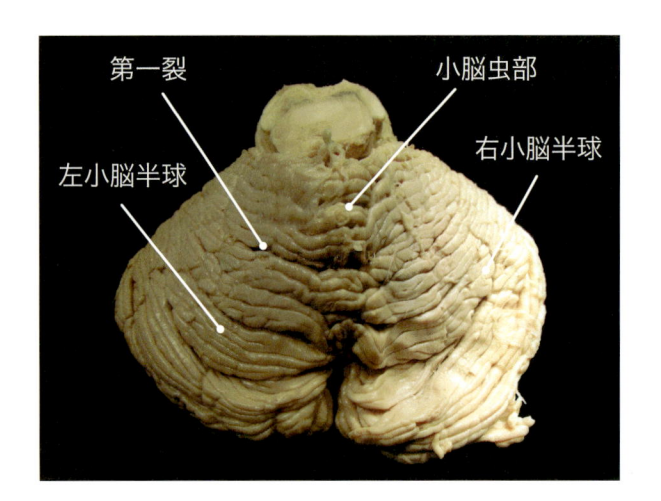

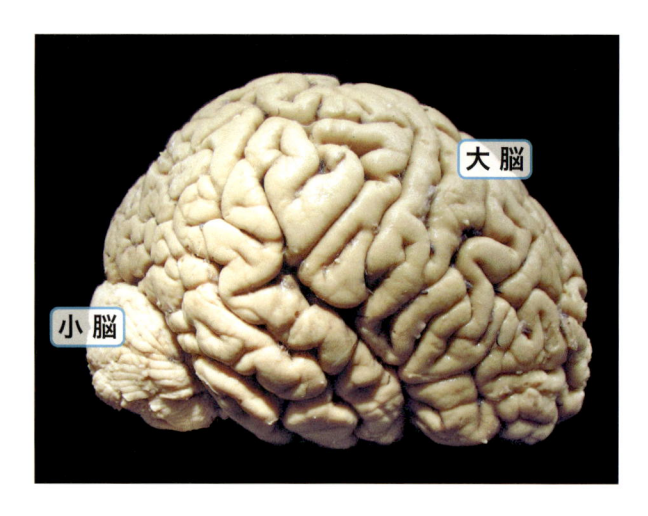

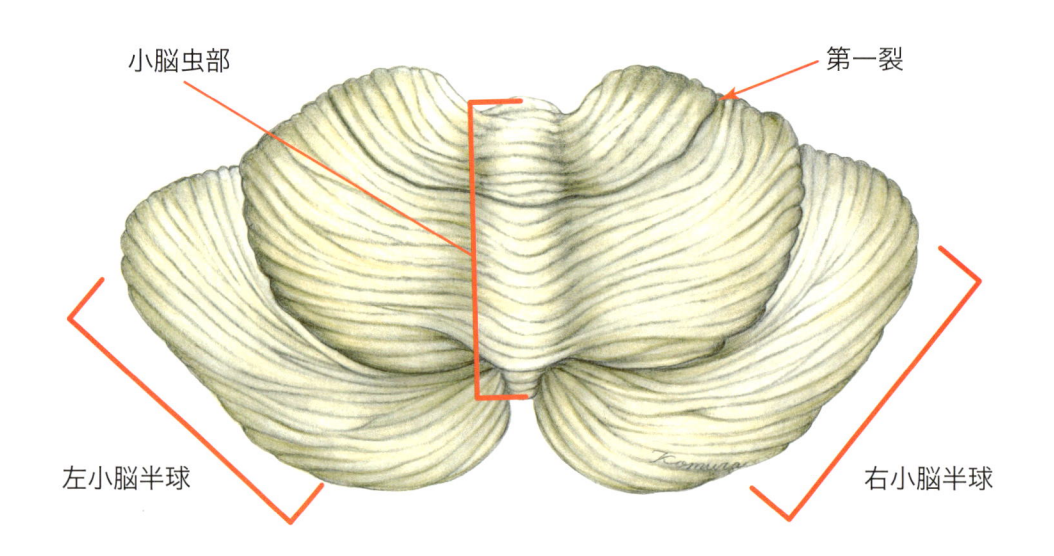

観察 9

脳幹についたままの小脳を前下方から観察する。

1 小脳虫部は脳幹に隠れて見えない。

2 左右の小脳半球の広がりは、橋の横幅よりもはるかに広い。

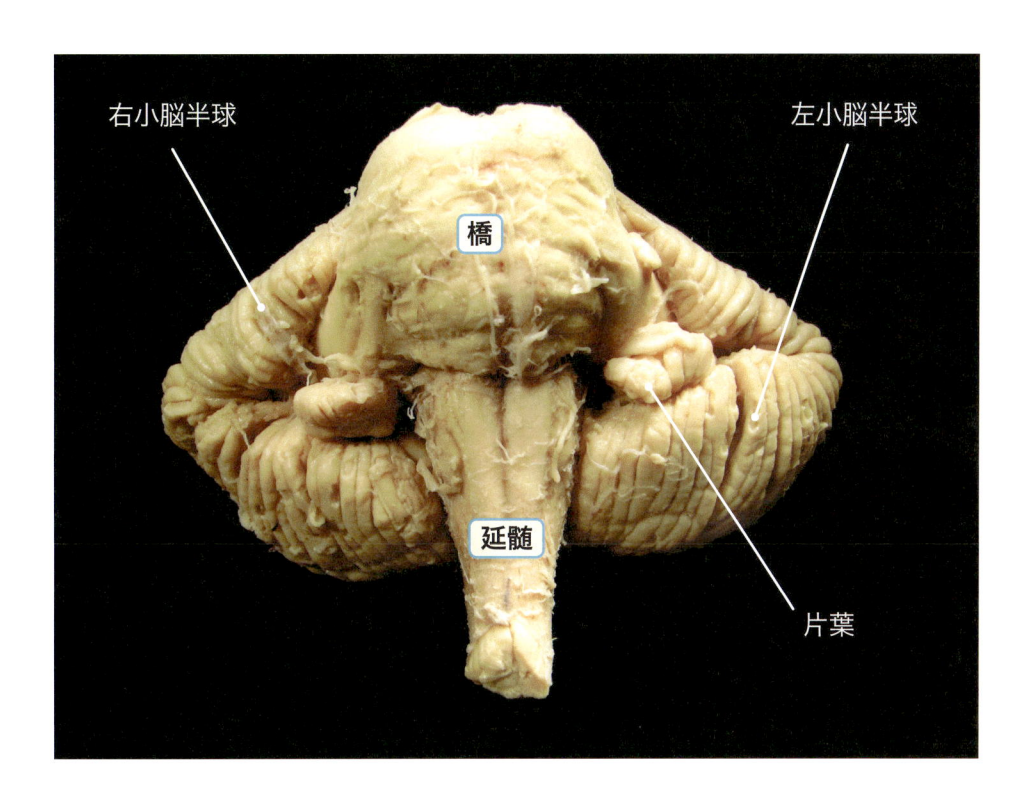

（3）小脳脚と小脳核

作業 3

橋と小脳を連絡する中小脳脚を作る神経線維束を露出させる。

注意 !!

正中断するのではない。
この作業は 左小脳半球（剖出用）
のみで行うこと。
右小脳半球はスライス作成のため
に手をつけないでおく。

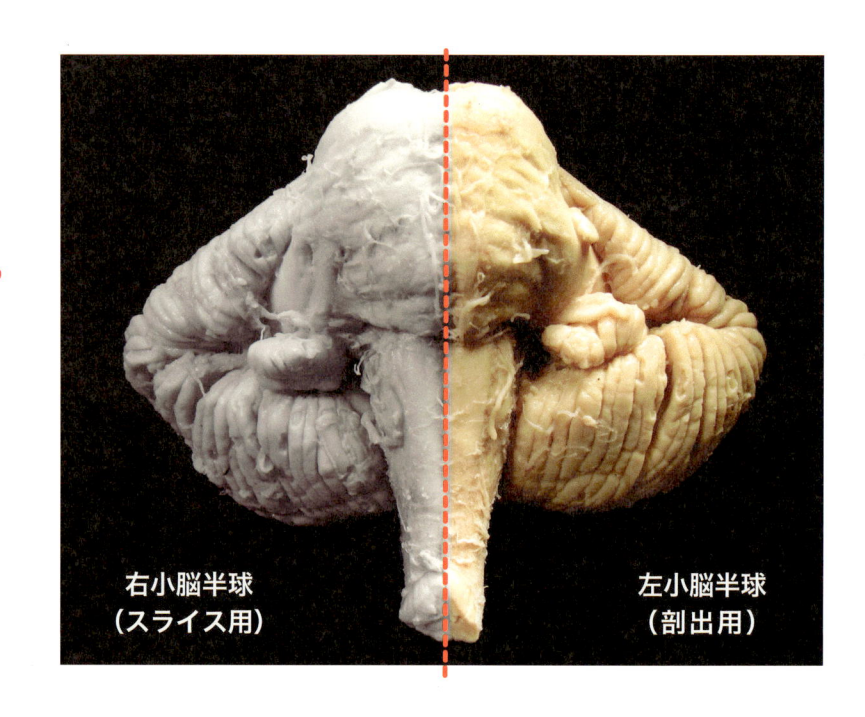

右小脳半球
（スライス用）　　　　　　左小脳半球
（剖出用）

注意 !!

以下の作業では、メスの刃を使用してはならない。
メスで切ると、平面的かつ平滑に切れ過ぎて、線維束であることがわからなくなる。

メスで切ってはならない　　　　　　ピンセットまたはメスの柄で剥ぐ

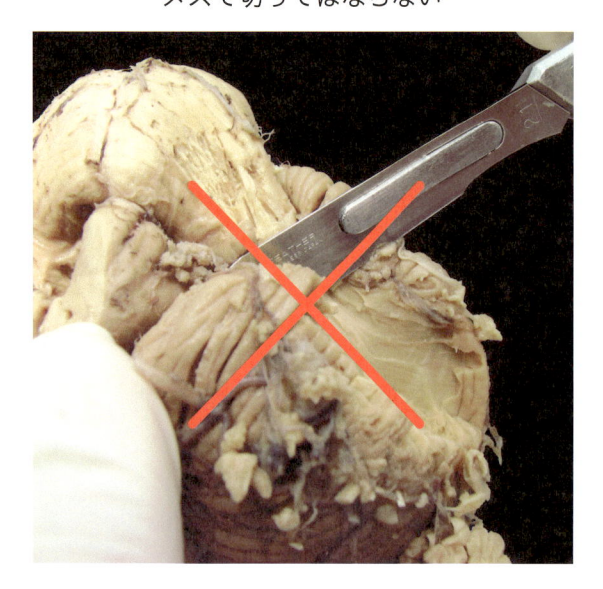 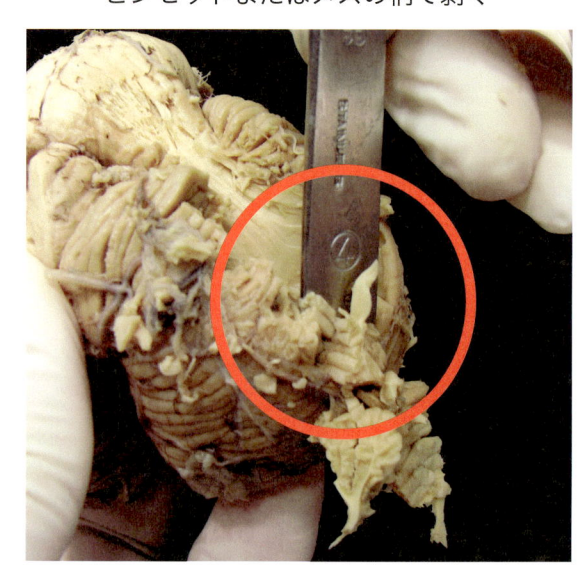

1. 左側の中小脳脚を橋から小脳の方に向かって、ピンセットまたはメスの柄で少しずつ削ぎながら、内部の神経線維束を露出させる。この作業はやや難しいかもしれない。

中小脳脚の神経線維束を剥ぐ

剥がされつつある中小脳脚の線維束

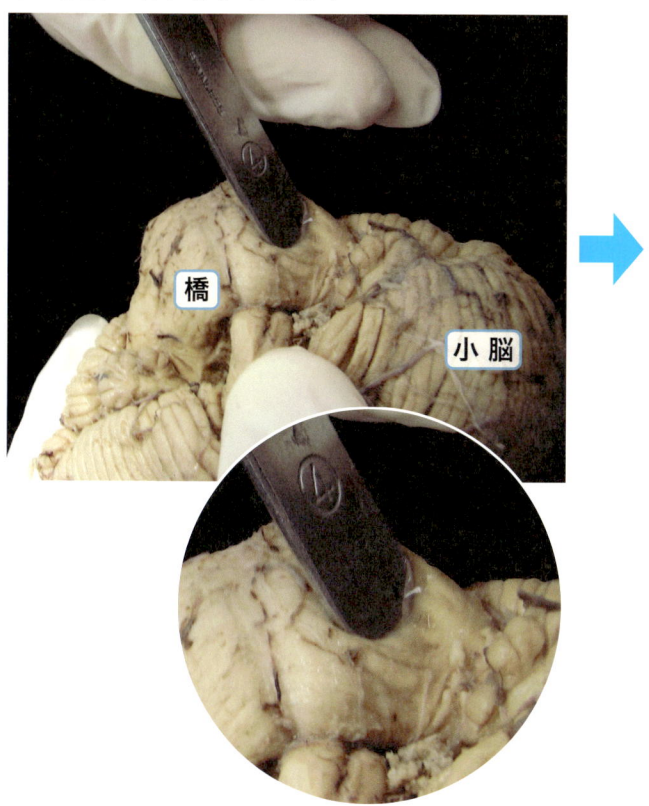
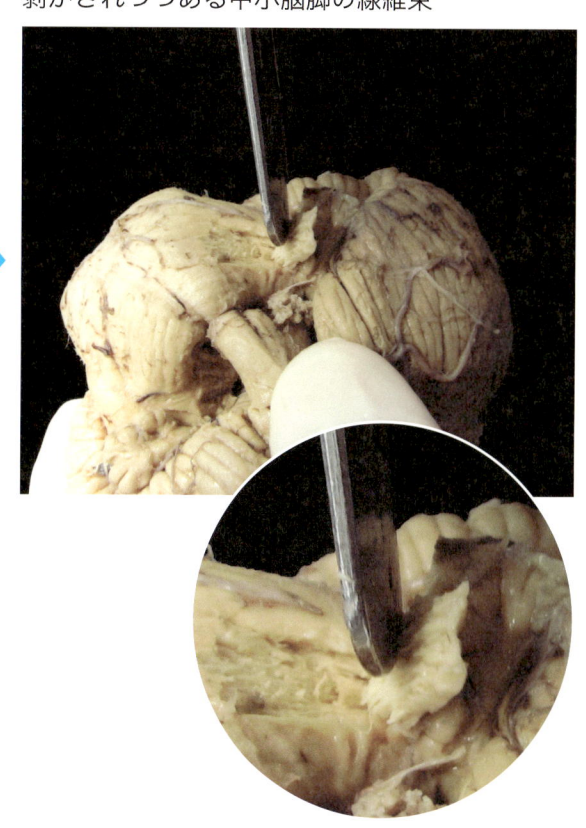

2. 線維束が一部露出したら、それをピンセットでつまんで、走向に従って引っ張ると、神経線維束は連続的に剥がれる。

神経線維束を引っ張って剥がす

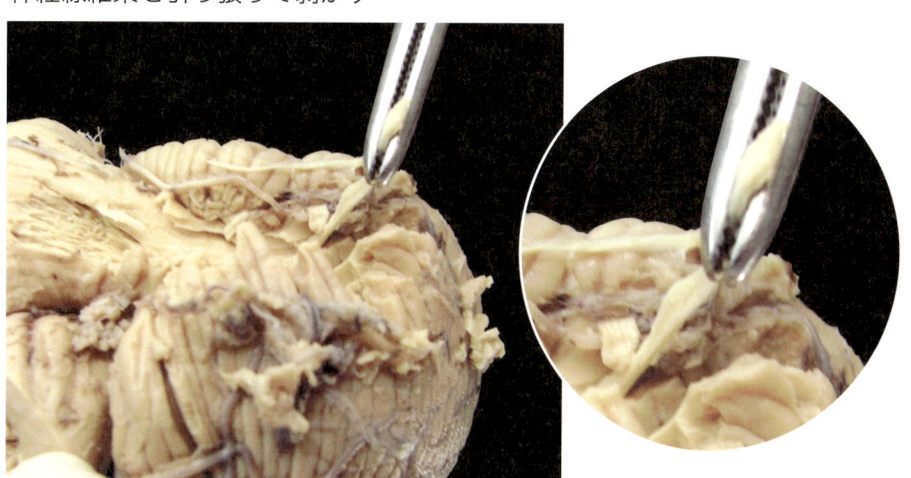

左側の中小脳脚の神経線維束が、小脳の中に放散するのを観察する。

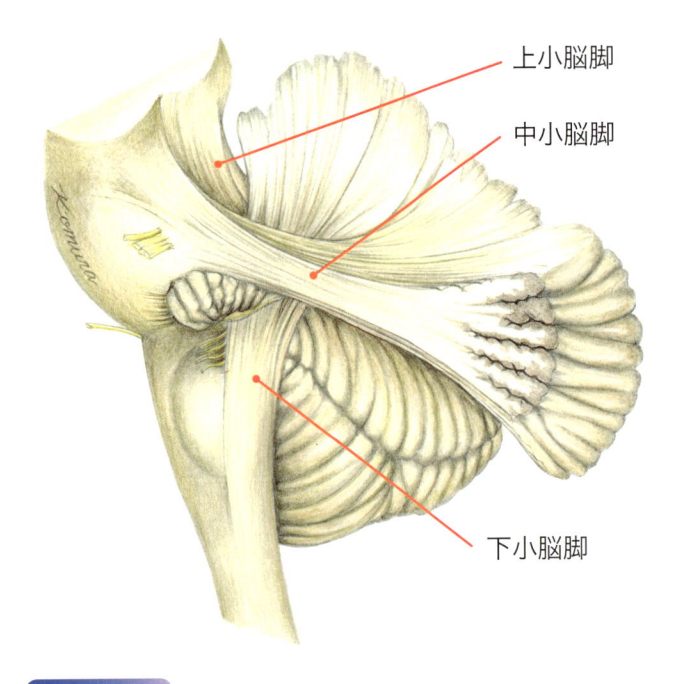

- 上小脳脚
- 中小脳脚
- 下小脳脚

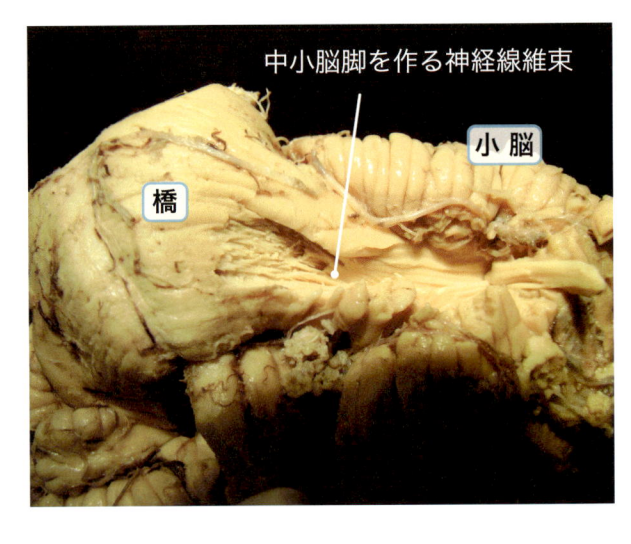

中小脳脚を作る神経線維束

橋

小脳

作業 4

延髄と小脳を連絡する下小脳脚をつくる神経線維束を露出させる。

1 中小脳脚をどんどん削ぎ落としていくと、やがてその下にある下小脳脚に達する。

2 作業3と同様に、下小脳脚の線維束を延髄側から掘り起こして、小脳内に放散するのを露出させる。

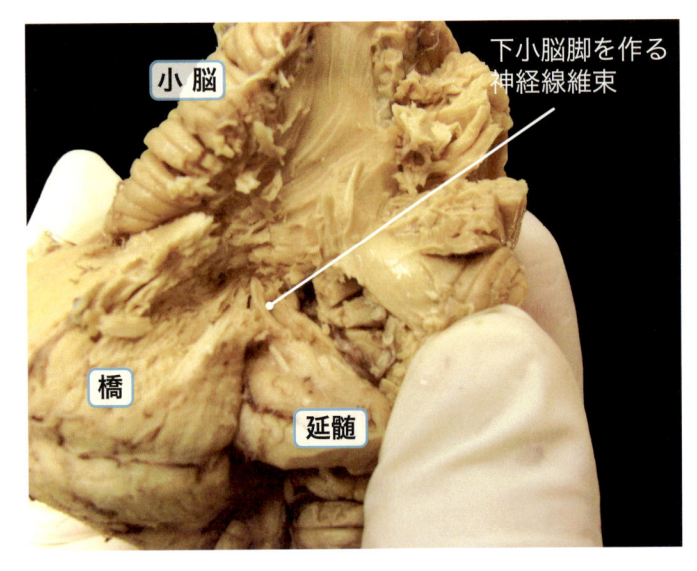

小脳

下小脳脚を作る神経線維束

橋

延髄

観察 11

左側の下小脳脚の神経線維が延髄から起こり、小脳の中に放散するのを観察する（ → ）。

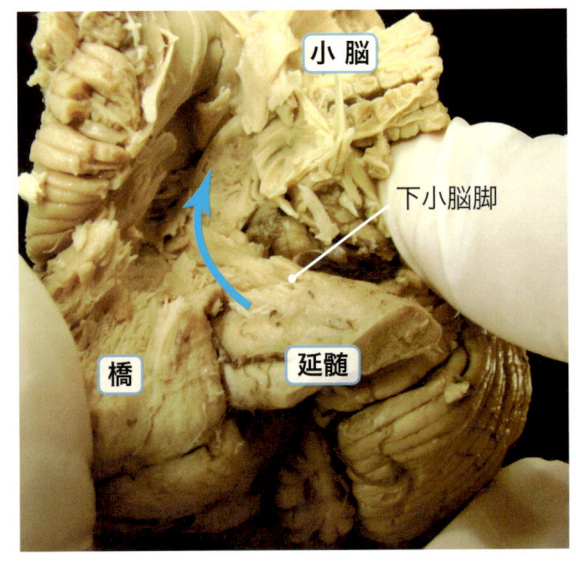

小脳

下小脳脚

橋

延髄

作業 5

中脳と小脳を連絡する上小脳脚を作る神経線維束を露出させる。

1　下小脳脚をどんどん削ぎ落としていくと、やがてその下にある上小脳脚に達する。

2　作業 3・4 と同様にして、中脳から起こる上小脳脚の線維束を露出させる。

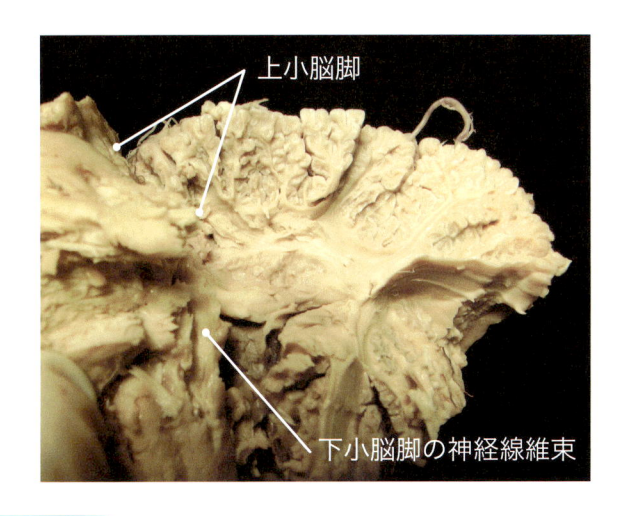

上小脳脚

下小脳脚の神経線維束

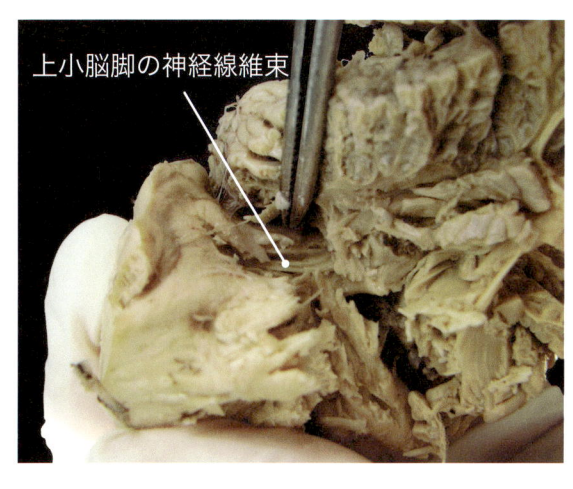

上小脳脚の神経線維束

観察 12

左側の上小脳脚の神経線維が中脳から起こって、小脳の中に放散するのを観察する。

小脳に放散する上小脳脚の神経線維束

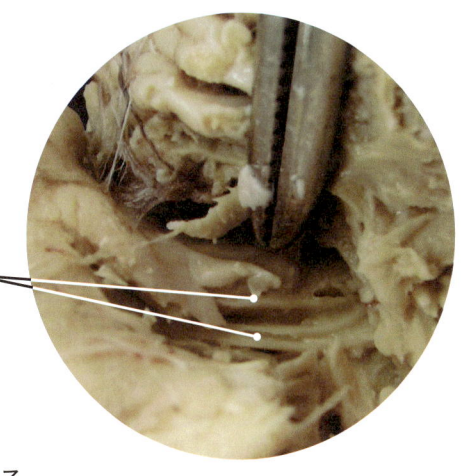

観察 13

小脳髄質を削ぎ落としていくと、その中に埋まっている**小脳核**に遭遇する。灰白質からなる小脳核は、神経線維主体の髄質（白質）とは区別できるはずである。

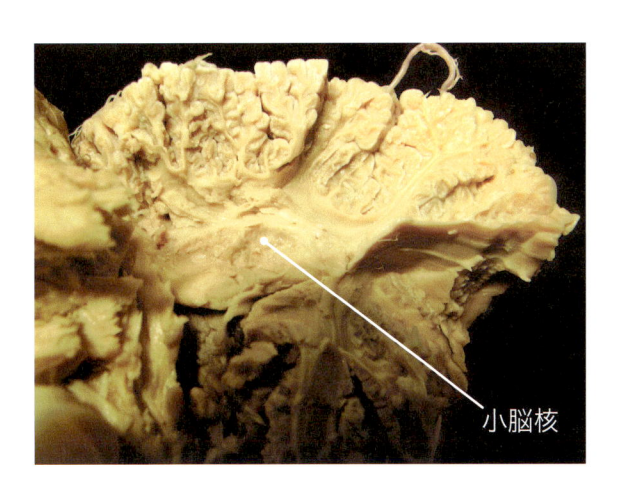

小脳核

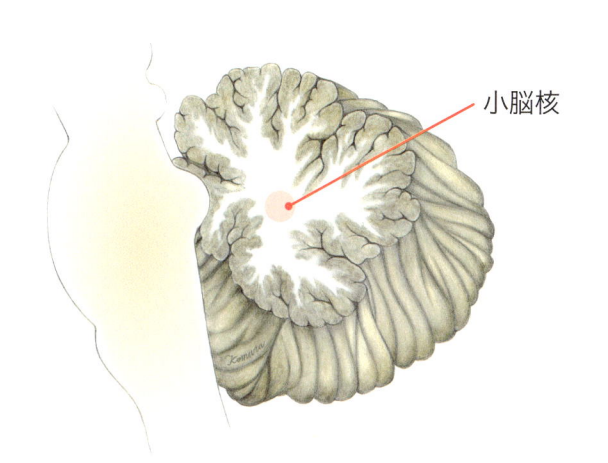

小脳核

（4）小脳を脳幹から切り離す

既に作業3〜5によって、大部分が削ぎ落とされた左小脳半球は脳幹からはずれかかっているだろう。小脳を脳幹につなぎ止めているのは3対6本の小脳脚なので、これらをすべて切断すれば、小脳は脳幹から切り離される。

作業6

小脳を脳幹からはずす。

1　左右両側の中小脳脚とその下にある下小脳脚、上小脳脚をメスで完全に離断する。

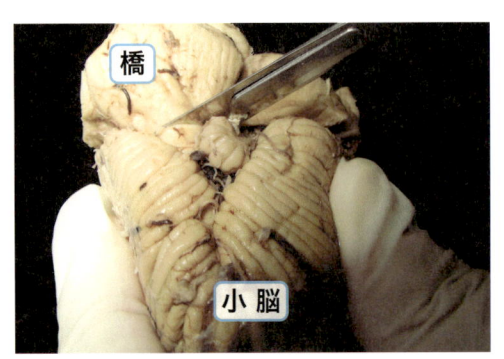

中小脳脚を切断

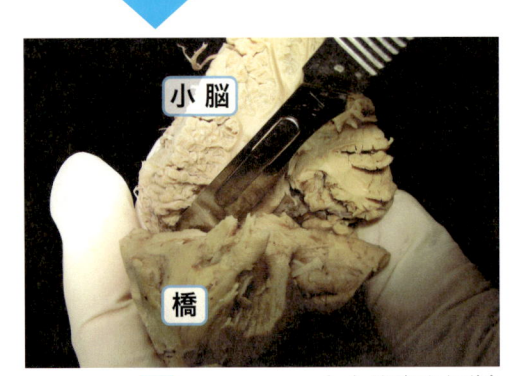

上小脳脚を切断

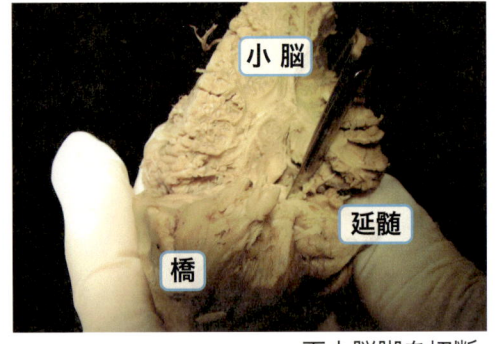

下小脳脚を切断

2　ほとんど外れかかっている小脳を手で支えながら、かろうじて小脳と脳幹との結合を保っている**上髄帆**をメスで離断する。
下髄帆を直接メスで切ることは困難だが、薄い膜なので、小脳を外そうと少し力を加えれば自然に破れる。

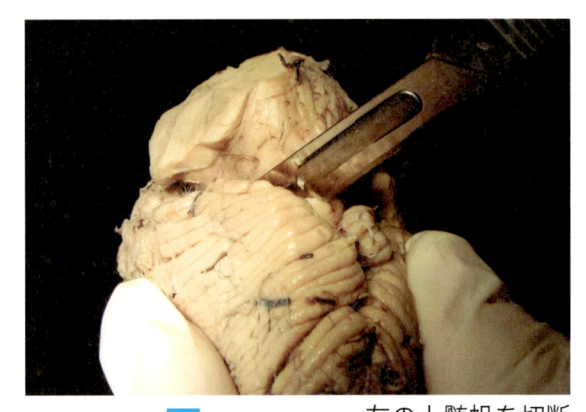

左の上髄帆を切断

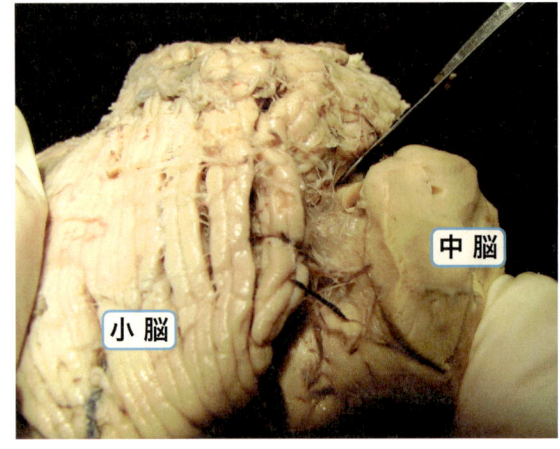

上髄帆を切断

注意 !!

手を付けていない右小脳半球（スライス用）の3本の小脳脚も、忘れずにメスで切ること。

3 切り離された小脳を取りはずす。

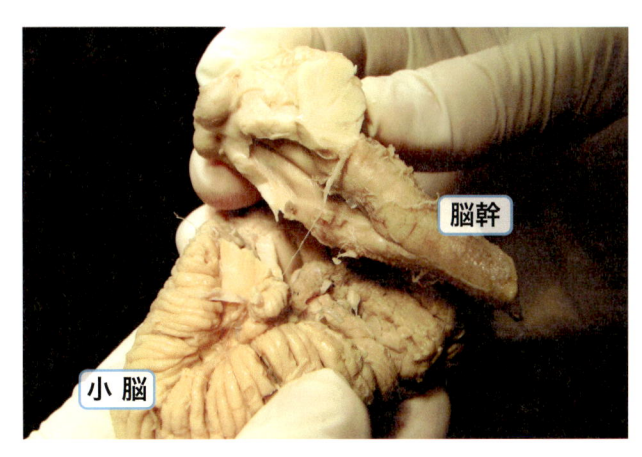

4 脳幹と小脳にはさまれていた第四脳室が
開放され、その底である**菱形窩**が脳幹の
背側面に現れる。

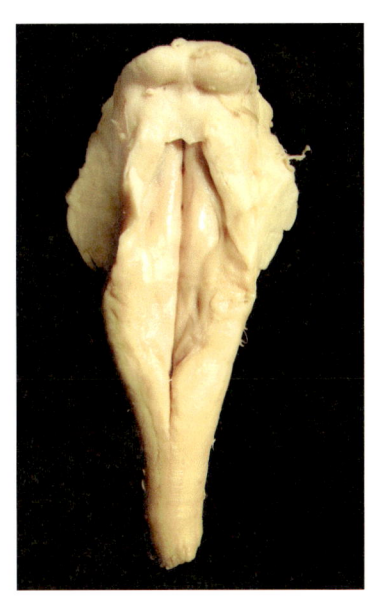

開放された第四脳室 (菱形窩)

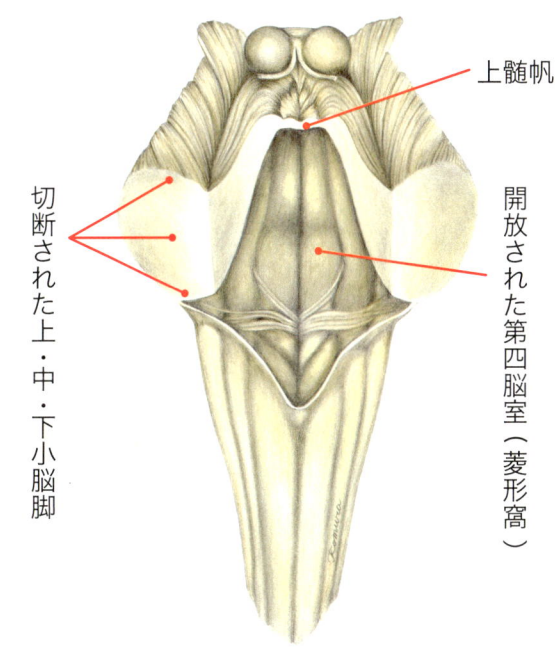

切断された上・中・下小脳脚

上髄帆

開放された第四脳室（菱形窩）

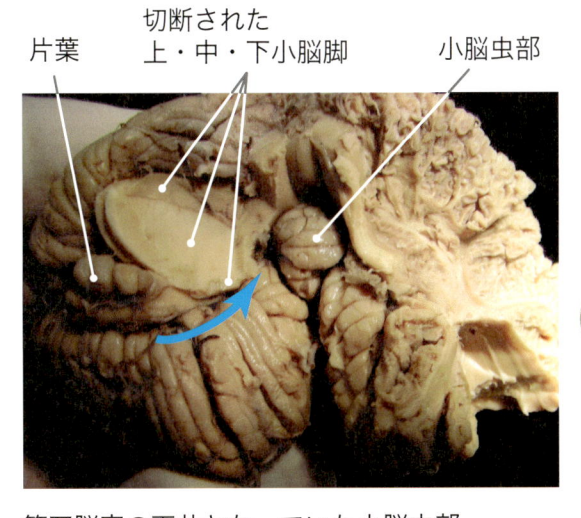

片葉　切断された　小脳虫部
　　　上・中・下小脳脚

第四脳室の天井となっていた小脳虫部。
(➡) は外側口のあった位置を示す。

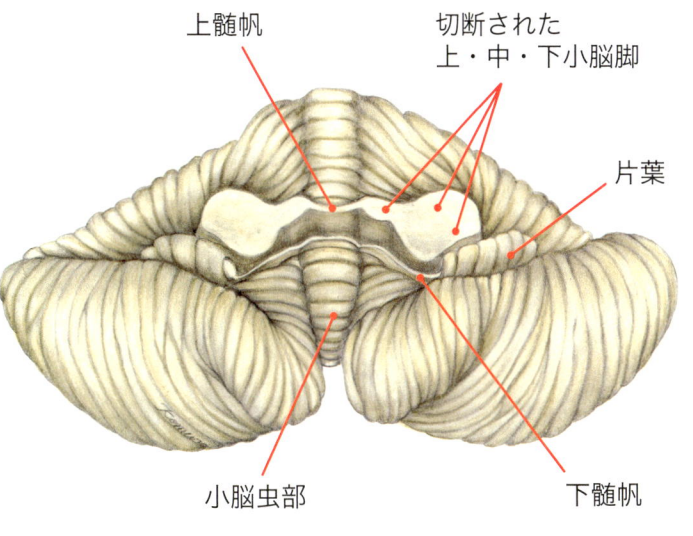

上髄帆　切断された　片葉
　　　上・中・下小脳脚

小脳虫部　下髄帆

（5）小脳スライスの作製と小脳内部の観察

左小脳半球はほとんど削ぎ落としてしまったが、小脳虫部と右小脳半球には手をつけていない。残存している小脳のスライスを作製し、小脳の内部を観察しよう。

作業 7

小脳スライスを作製する。

1　脳刀を用いて、小脳を正中断する。

注意 !!

脳刀で脳を切る際は、押すか引くかのどちらかの方向で対象物全体を切ること。
ジグザグに切ると断面にジグザグの切断跡が残り、細部の観察に支障をきたす。
豆腐を切るように手の上で作業をすると切りやすいが、手を切るおそれがある。自信のない人は発泡スチロールなどの上で切るとよい。

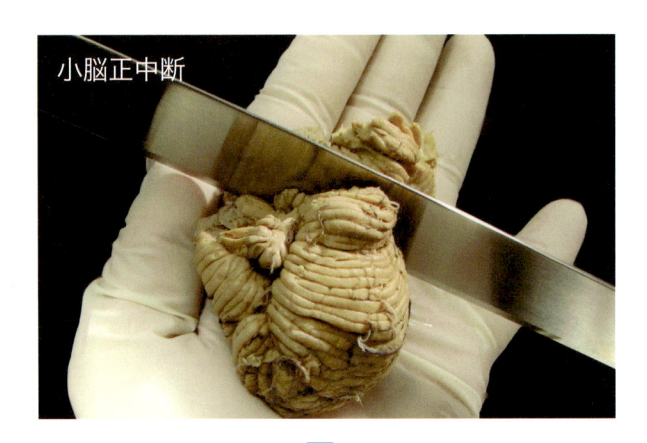

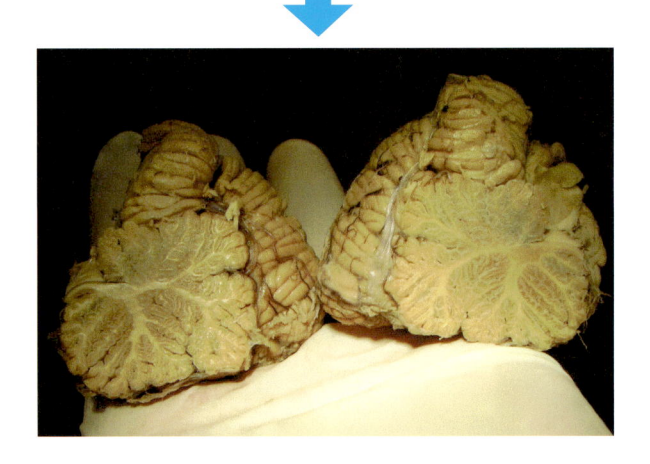

2　右小脳半球の水平断スライス
　　（厚さ 3〜5mm）を作成する。

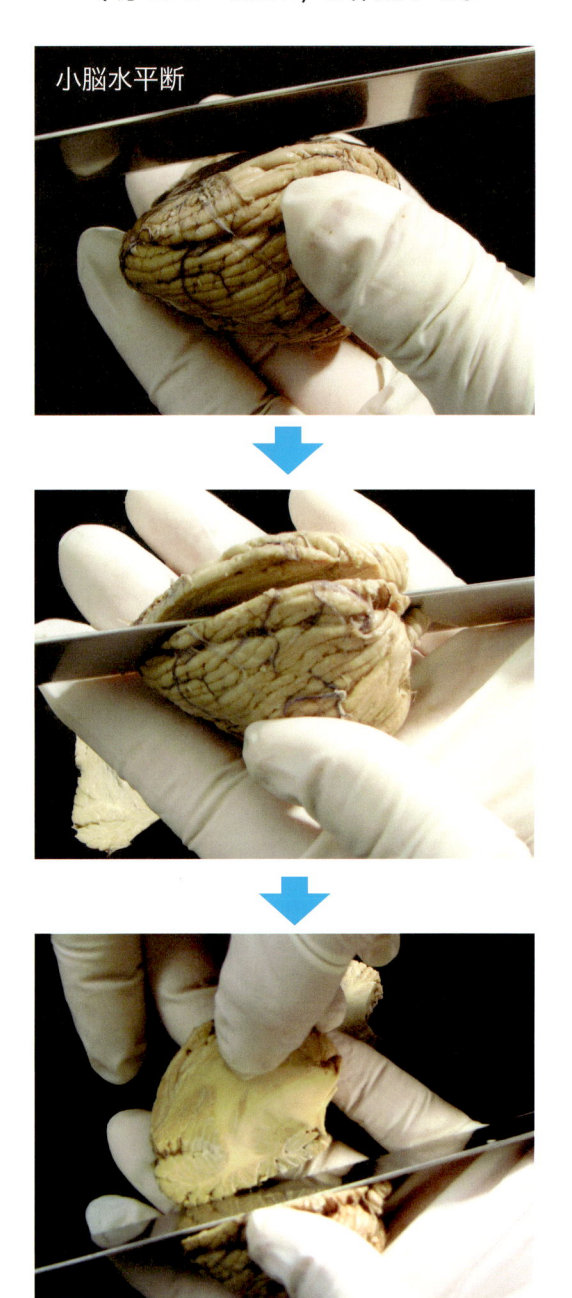

3 小脳の水平断スライスを黒い紙の上に順番に並べる。

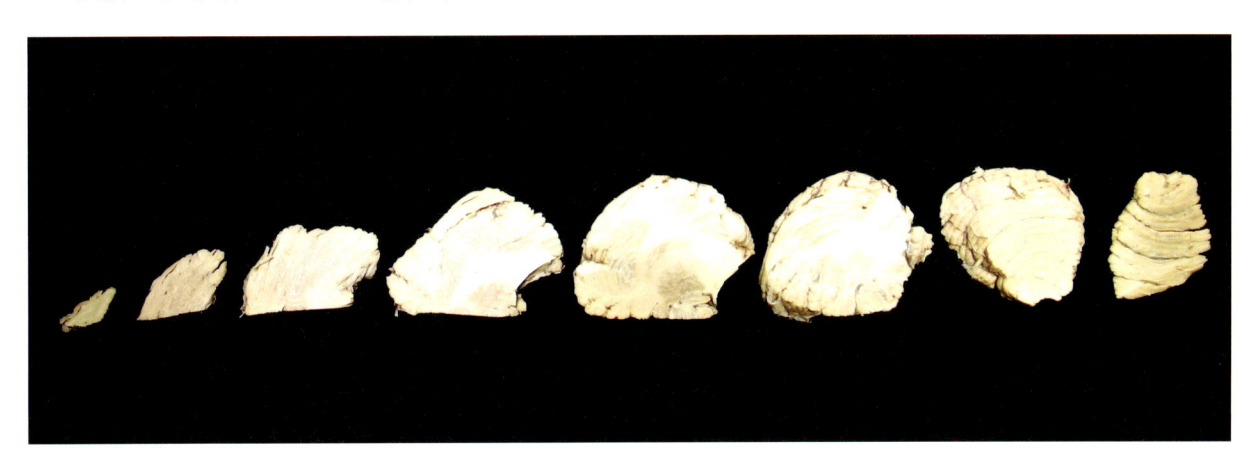

観察 14

小脳の断面を観察する。

1 虫部の正中断面では、表層には灰白質からなる**小脳皮質**が、内部には白質からなる小脳髄質が区別できる。小脳のこの構造パターンは、全体として枝葉の繁った樹木のように見えるので、**小脳活樹**と呼ばれている。

2 小脳半球の水平断面で、髄質の中に小脳核を見つけよう。切れ方によっては、小脳核は**歯状核**、**球状核**、**栓状核**、**室頂核**を区別することができる。

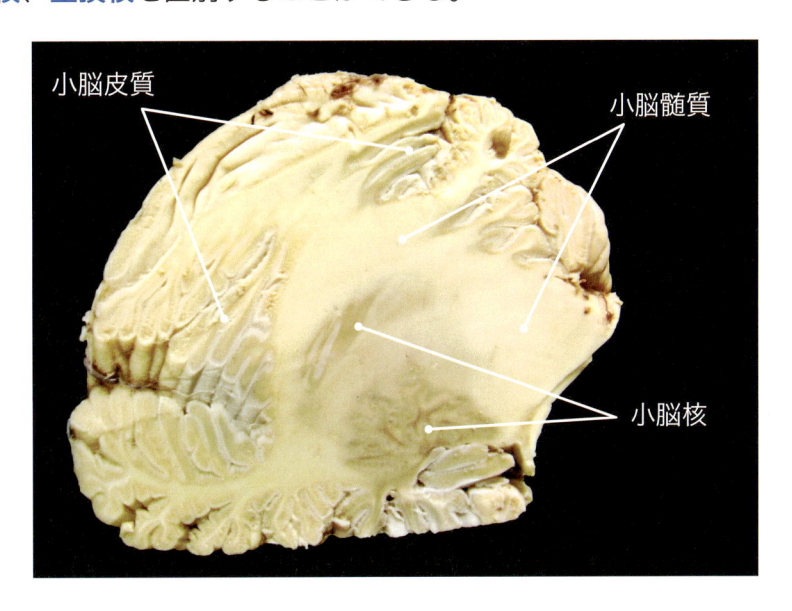

小脳皮質　小脳髄質　小脳核

§9 脳幹の内部

(1) 延髄の背側面

小脳が外れた結果、延髄の背側面の観察が容易になった。

観察 15

延髄の背側面を観察する。

1 正中線上には後正中溝がある。

2 後正中溝の両側には薄束 (Goll 束) という縦長の高まりがあり、その上端は一段と膨らんで薄束結節となっている。

3 薄束の外側には楔状束 (Burdach 束) という縦長の高まりが並行し、その上端は 一段と膨らんで楔状束結節となっている。

4 楔状束の外側縁には後外側溝があり、そのさらに外側は側索という。

5 切断された下小脳脚が延髄に移行するのがわかる。

(2) 菱形窩の観察と解剖

作業 6 で脳幹と小脳を切り離した結果、脳幹と小脳にはさまれていた第四脳室が開放され、その底である菱形窩が脳幹の背側面に現れた。

観察 16

菱形窩を観察する。菱形窩の中に脈絡叢が残っているかもしれない。

1 菱形窩の上下の頂点にあたるところには、上方では中脳水道へ、下方では脊髄中心管につながる孔がある。

2 正中線上には正中溝という明瞭な溝があり、その外側には境界溝という浅い溝がある。

3 正中溝と境界溝の間の領域は内側隆起といい、ここには運動性脳神経核が埋まっている。

4 境界溝の外側には知覚性脳神経核が密集し、その中にノルアドレナリンニューロンが集まった青斑がやや黒みがかって見える。

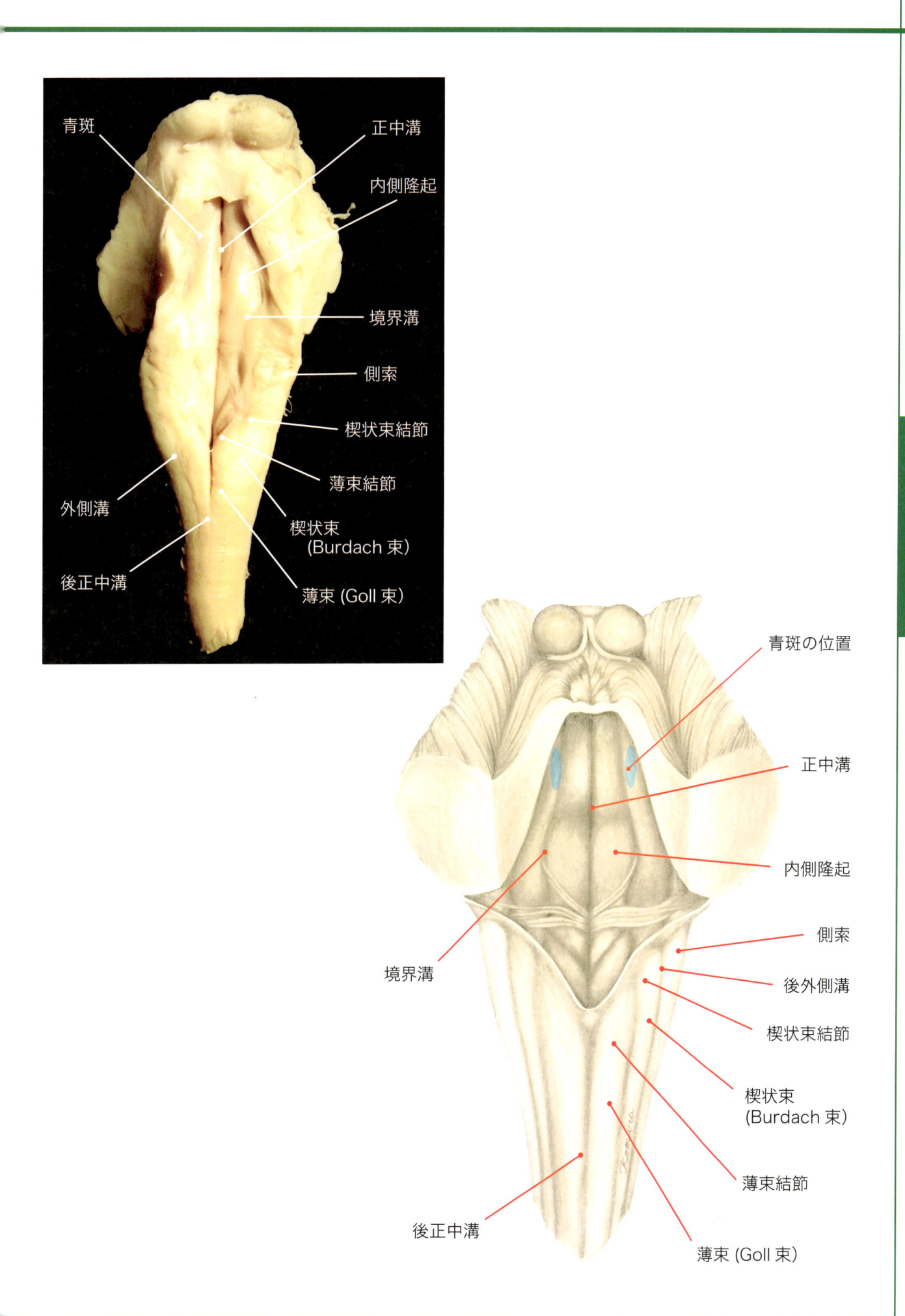

青斑
正中溝
内側隆起
境界溝
側索
楔状束結節
薄束結節
外側溝
楔状束
(Burdach 束)
後正中溝
薄束 (Goll 束)

青斑の位置
正中溝
内側隆起
側索
後外側溝
楔状束結節
楔状束
(Burdach 束)
薄束結節
境界溝
後正中溝
薄束 (Goll 束)

菱形窩に埋まっている脳神経核を剖出する。菱形窩をメスで薄く剥いで、その下に埋まっている脳神経核を観察しよう。個々の脳神経核の同定は困難であるが、脳神経核の集合体が灰白質としてなんとなく判別できるだろう。

1　正中溝と境界溝の間の内側隆起には、運動性脳神経核群 (**舌下神経核、孤束核、迷走神経背側核、外転神経核、顔面神経核**) が埋まっている。メスで実質を薄く剥いで探索してみよう。

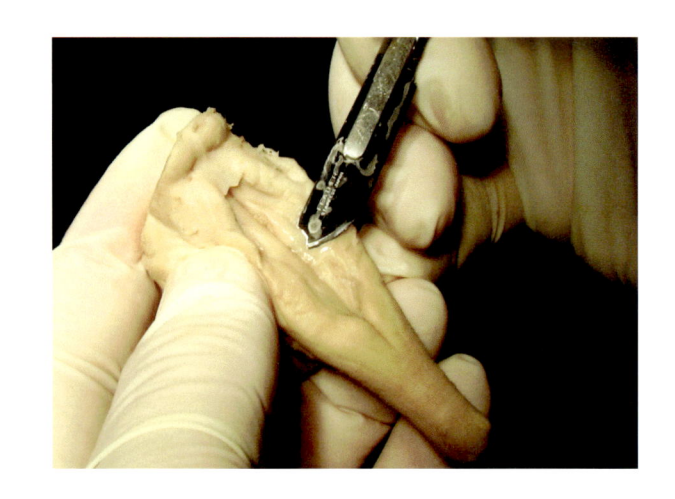

2　境界溝の外側には、知覚性脳神経核群（**前庭神経核、三叉神経主知覚核、三叉神経脊髄路核**) が埋まっている。その存在を確かめてみよう。

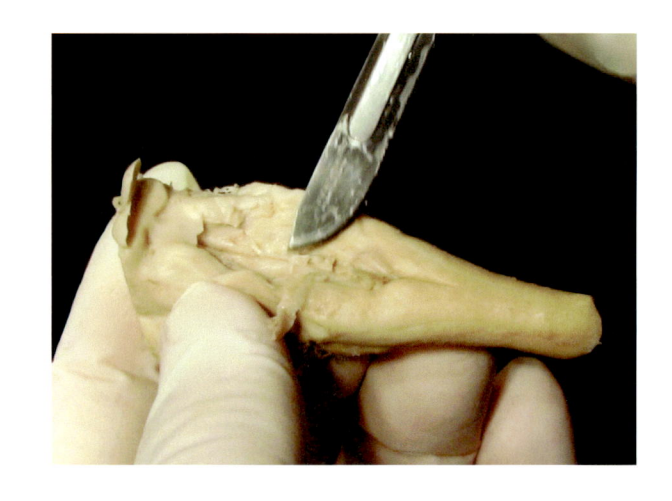

3　菱形窩の上に下丘が 2 個あるが、その表面をメスで薄く剥ぐ。下丘の内部には灰白質からなる**下丘核**がある。

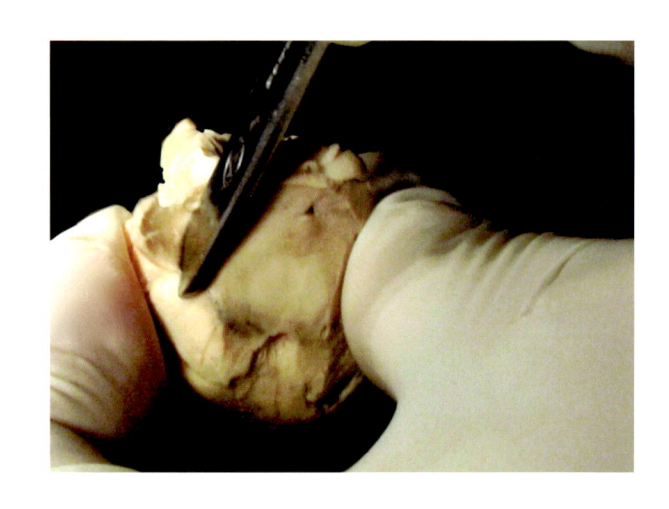

4　メスの柄またはピンセットで、下丘
　から外側下方に上小脳脚を越えて実
　質を剥いでいくと、聴覚伝導路を構
　成する**外側毛帯**の線維束が出現する。

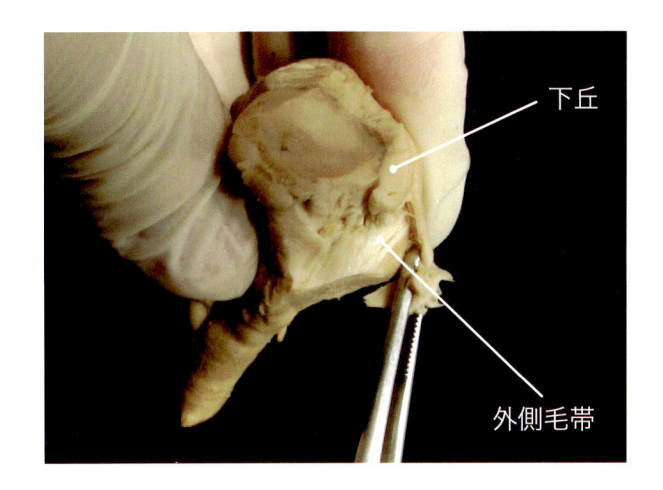

下丘

外側毛帯

5　手を付けていない右側の上小脳脚、
　中小脳脚、下小脳脚をメスの柄または
　ピンセットで剥いで、中の神経線維の
　走行を確かめよう。

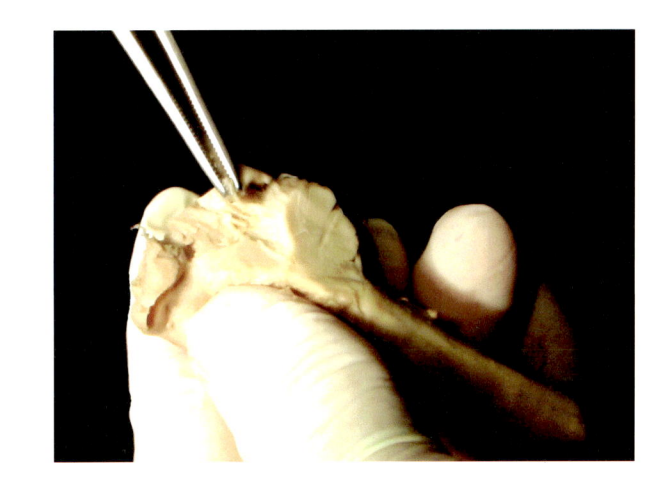

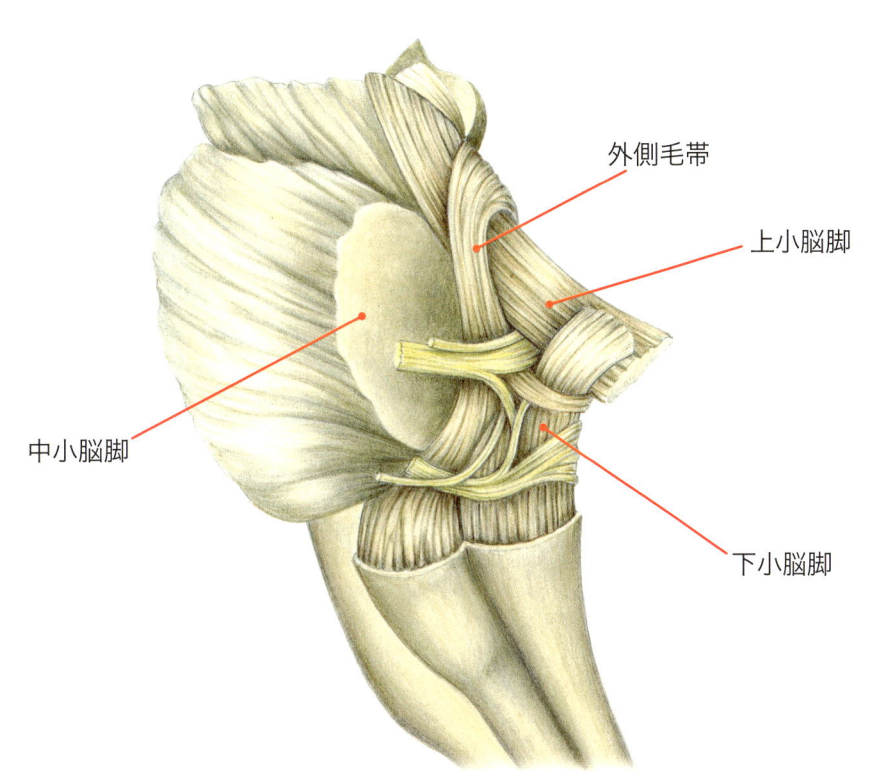

外側毛帯

上小脳脚

中小脳脚

下小脳脚

（3）橋の内部

橋の内部は縦横に走る線維束が交錯する場所であり、構造は複雑である。作業9の3点に絞って剖出・観察を試みよう。

作業9

橋の内部を剖出する。

1　橋の前面をメスの柄またはピンセットで薄く剥ぐと、橋の浅層を横走する線維束（横橋線維）の存在がわかる。これらは主として、中小脳脚を通って小脳に出入りする神経線維である。

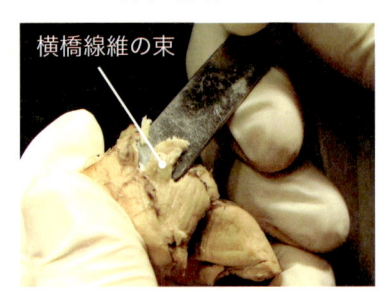

横橋線維の束

メスの柄で剥ぐ

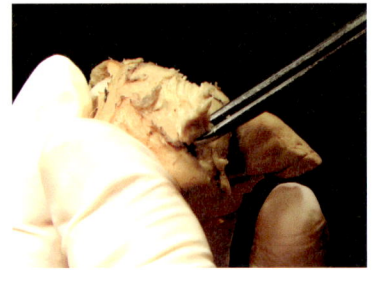

ピンセットで剥ぐ

2　横橋線維の隙間に、灰白質からなる多数の橋核が埋まっている。

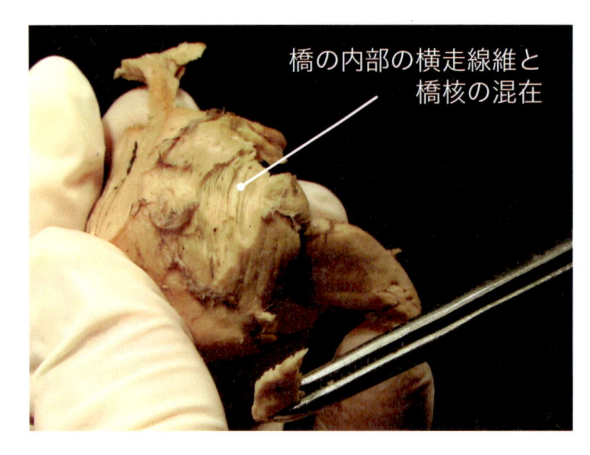

橋の内部の横走線維と橋核の混在

3　さらに背側には錐体束が縦走する。これは次項で剖出する。

（4）錐体路と内側毛帯

橋の腹側では、下行性運動伝導路である錐体路と、上行性知覚伝導路である内側毛帯が縦に貫通している。

作業10

錐体路（錐体束）と内側毛帯を剖出する。

1　横橋線維と橋核を取り去っていくと、橋の中を縦走する錐体束が出現する。

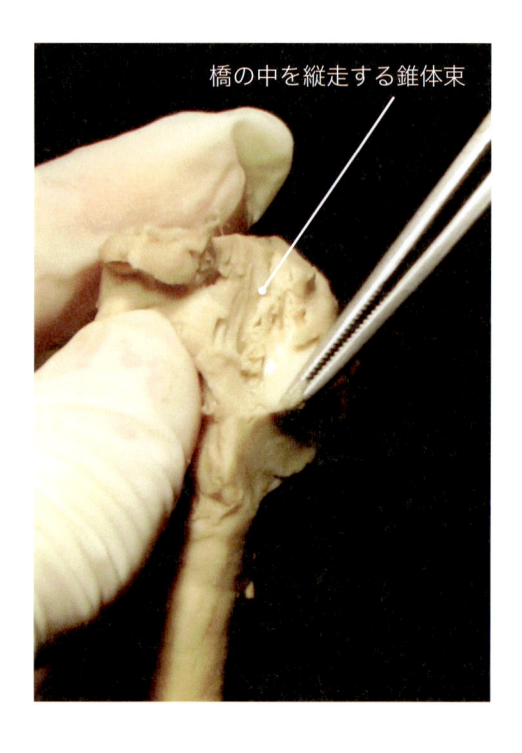

橋の中を縦走する錐体束

2 錐体束は中脳の大脳脚から橋と延髄錐体を貫通する、長い線維束である。これをできるだけ途中で途切れないように、連続した状態で剖出しよう。

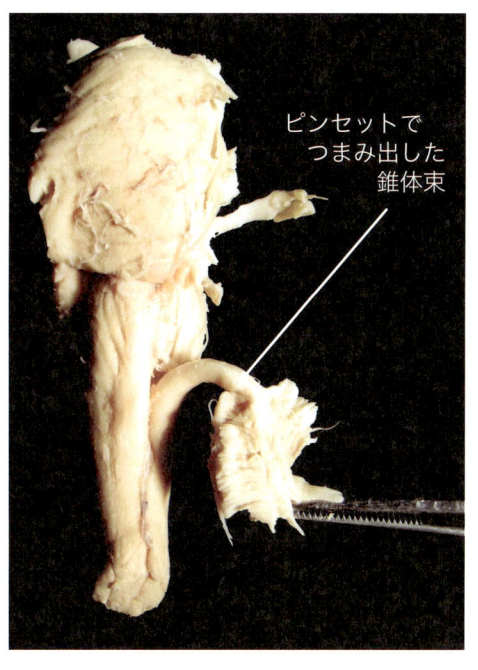

ピンセットで
つまみ出した
錐体束

注意!!

剖出のコツは、中脳大脳脚でほぐした錐体束を
ピンセットでつかんで、少し力を加えながら
ゆっくりと下に向かって引っ張っていくように
剥がしていくとよい。

3 錐体交叉に至ると、そこで錐体束を剥ぐことが難しくなる (→)。
剖出はここまででよい。

4 錐体束のさらに背側には内側毛帯が縦走しているので、これも連続して縦方向に剖出してみよう。

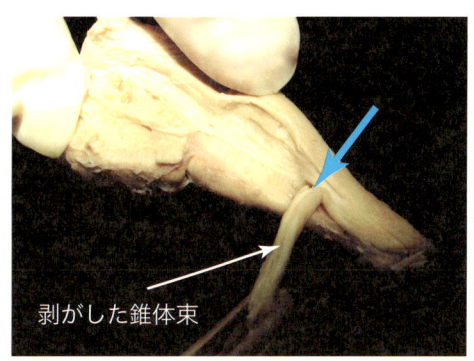

剥がした錐体束

5 左右の内側毛帯が延髄で交叉している部分 (**毛帯交叉**) を見届ける。

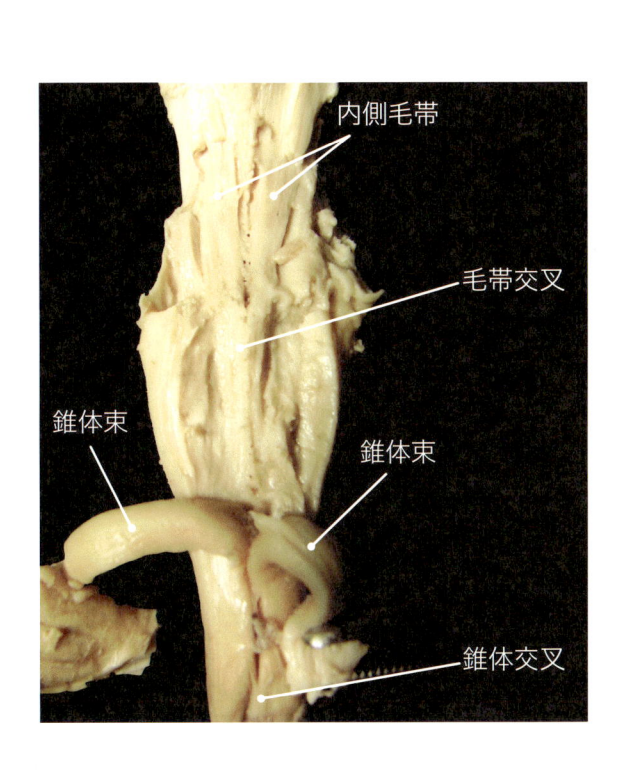

内側毛帯

毛帯交叉

錐体束

錐体束

錐体交叉

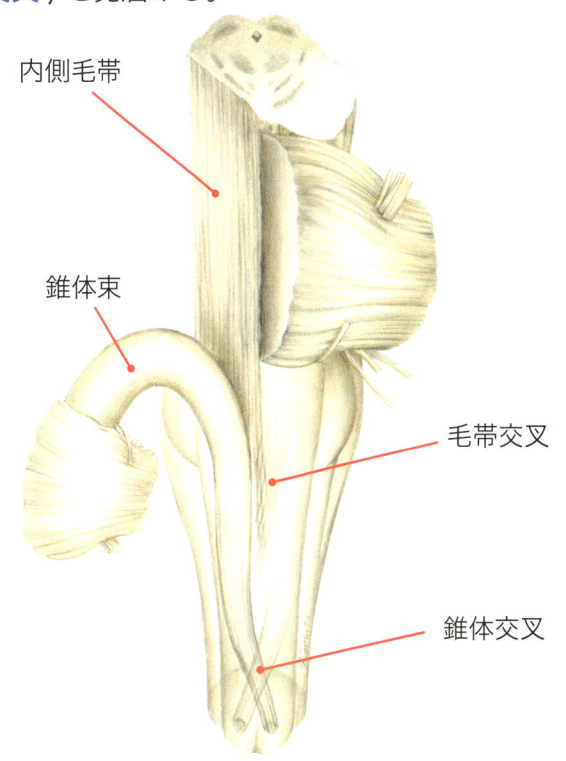

内側毛帯

錐体束

毛帯交叉

錐体交叉

第3章　大脳皮質と第三脳室周辺

第3章からは、大脳の解剖と観察を行う。

大脳は、その内部にある脳室系以外は脳実質組織のかたまりであり、各部位の相互位置関係はなかなか理解し難いであろう。解剖に入る前に、基本的な脳の構成を理解しておく必要がある。

脳は、神経細胞が密集した"灰白質"と神経線維が密集した"白質"からなり、その名の通り、肉眼的にもその色合いの違いで区別が可能である。大脳の中で灰白質からなるのは、表層の大脳皮質と大脳内部に埋まっている大脳基底核である。一方、白質からなるのは、大脳内部の大部分を占める大脳髄質である。脳を"りんご"に例えると、大脳皮質はりんごの皮、大脳髄質はりんごの実、大脳基底核はりんごの芯に相当する。

まず大脳を正中断し、各大脳半球の外側面と内側面を観察する。大脳皮質を構成する4つの葉、主な回と溝を同定しよう。"島（ライルの島）"は大脳皮質の一部ではあるが、内部に入り込んでいるために外からは見えない。剖出を試みよう。次に、第三脳室とその周辺の構造（脳梁、脳弓、視床、視床下部、松果体、前交連、乳頭体など）を観察し、第三脳室と側脳室および中脳水道との連絡を確認する。

脳底部から第三脳室周辺の一連の構造（嗅球、嗅索、嗅三角、帯状回、海馬傍回、海馬、脳弓など）は、系統発生的に古い大脳皮質であり、"大脳辺縁系"と総称される。"大脳辺縁系"は嗅覚、情動、記憶などの機能を担っている。

§10　大脳皮質

　　（1）　大脳の正中断と大脳の動脈分布
　　（2）　大脳の葉・溝・回
　　（3）　島（Reil の島）

§11　第三脳室とその周辺の構造

§12　大脳辺縁系

　　（1）　嗅脳
　　（2）　帯状回と海馬傍回
　　（3）　脳弓と海馬

§10　大脳皮質

（1）大脳の正中断と大脳の動脈分布

作業 1

大脳縦裂に脳刀を差し入れ、正中断する。脳刀を押すか引くか一方向だけに同じ速度で動かしながら、脳梁の上面から大脳を切ること。

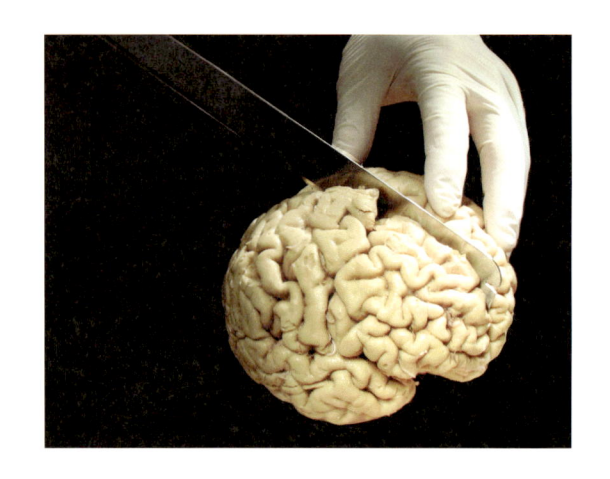

注意 !!　ここからは、右大脳半球と左大脳半球を同時進行で同じ作業と観察を行う。

観察 1

大脳に分布する 3 対の大脳動脈の走行と分布を観察する。

前大脳動脈　　中大脳動脈　　後大脳動脈

1　切半された各大脳半球の内側面を見ると、透明中隔が片側にしかないことが多い。
　2 枚の透明中隔は、ほとんど接近しているので、両半球に分かれて切れることはまずない。

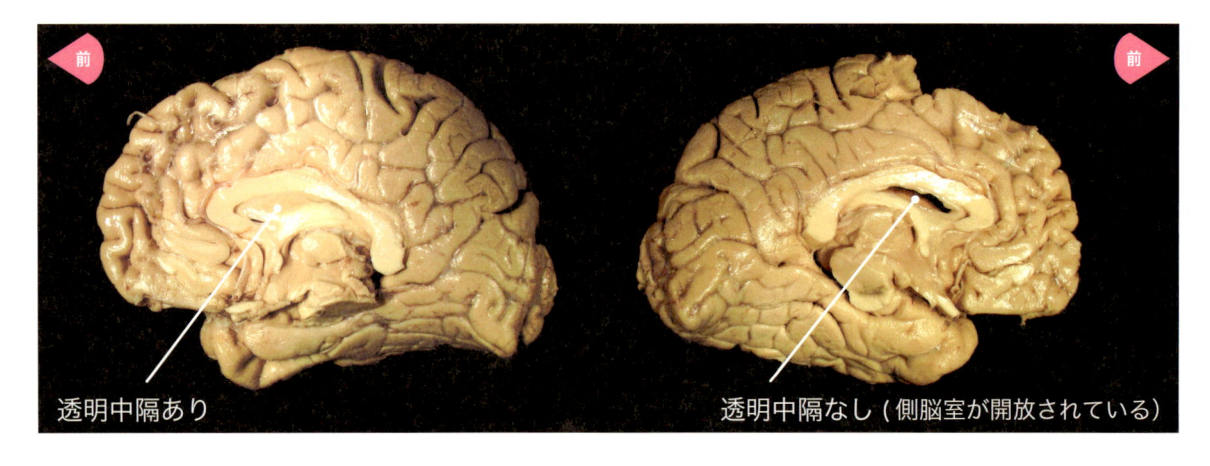

透明中隔あり　　　　　　　　　　　　透明中隔なし (側脳室が開放されている)

2　大脳半球の内側面で、前大脳動脈の走行と分布を観察する。
　前大脳動脈の本幹は脳梁の上面に沿って走りながら、前頭葉と頭頂葉に枝を出す。

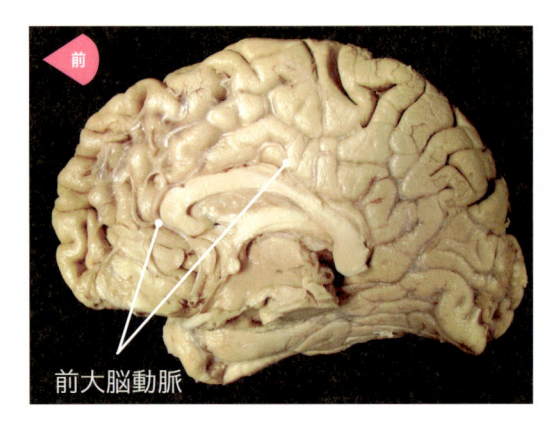

前大脳動脈

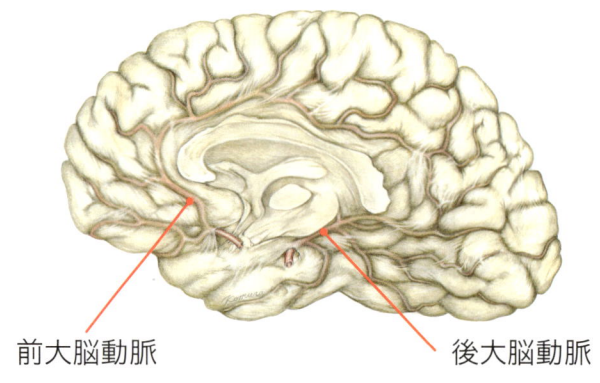

前大脳動脈　　　　　　　　　後大脳動脈

3 脳底部で内頚動脈から分岐した中大脳動脈は前外側に走り、外側溝にもぐり込む。外側溝を指で押し開くと、その底を走る中大脳動脈が見える。
その後、中大脳動脈は大脳外側面に枝を延ばし、前頭葉と頭頂葉と側頭葉に分布する。中大脳動脈の枝のうち、基底核と内包に分布する**レンズ核線条体動脈**(臨床家が頻用する名称で解剖学名ではない)は、脳内出血を起こしやすいことで有名である。

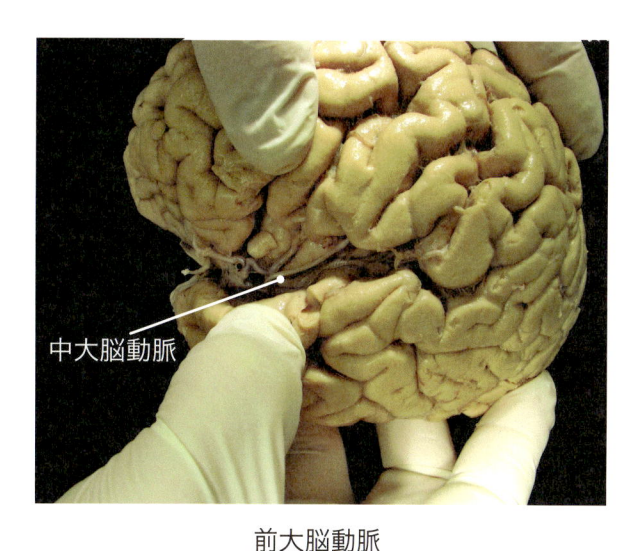

中大脳動脈

4 脳底動脈から分岐した後大脳動脈は後外側に向かい、側頭葉と小脳半球の間にもぐり込む。その後の走行は外面からは観察できないが、後大脳動脈の枝は側頭葉と後頭葉に分布する。

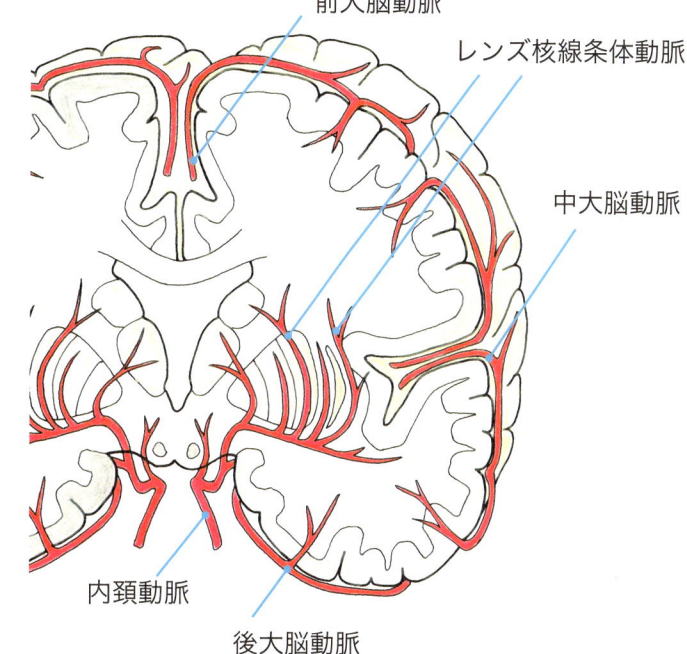

前大脳動脈
レンズ核線条体動脈
中大脳動脈
内頚動脈
後大脳動脈

5 前・中・後大脳動脈の分布領域は下図のとおり。

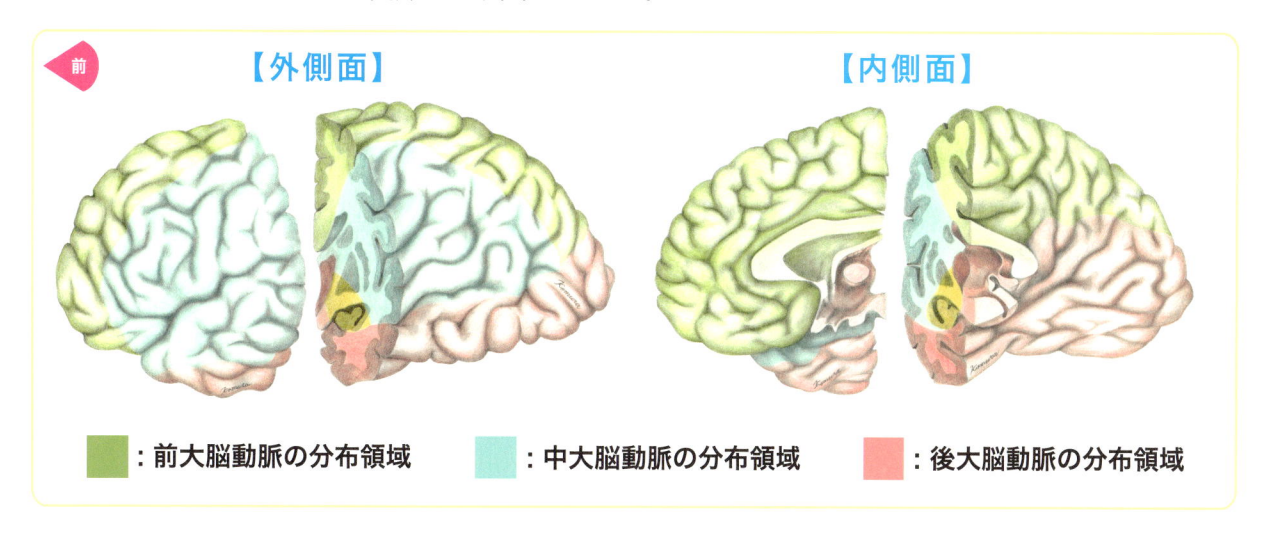

前 【外側面】 【内側面】

■:前大脳動脈の分布領域　　■:中大脳動脈の分布領域　　■:後大脳動脈の分布領域

（2）大脳の葉・溝・回

作業 2

大脳表面を走る血管と、
残っているクモ膜をすべて
ピンセットで剥がし取る。

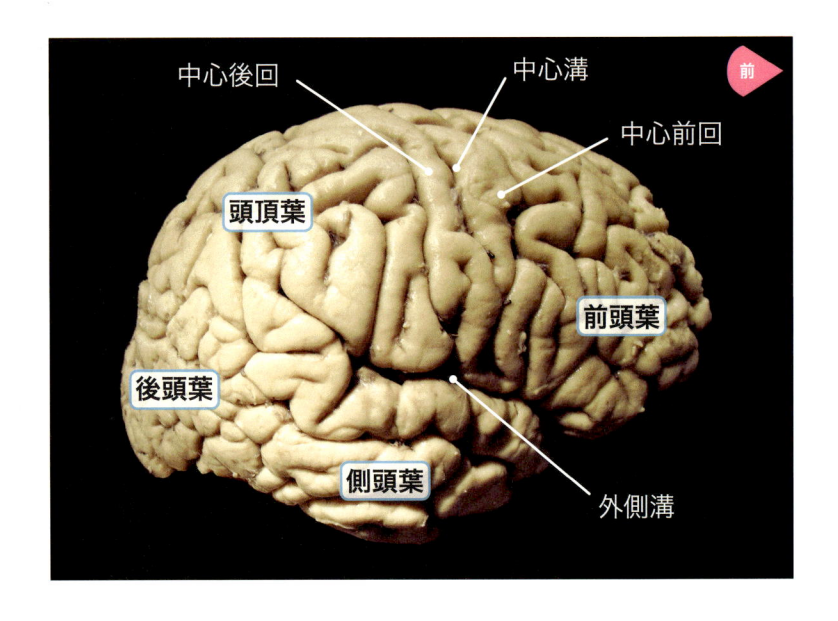

観察 2

大脳の4つの葉を区別する。

前頭葉　頭頂葉　側頭葉　後頭葉

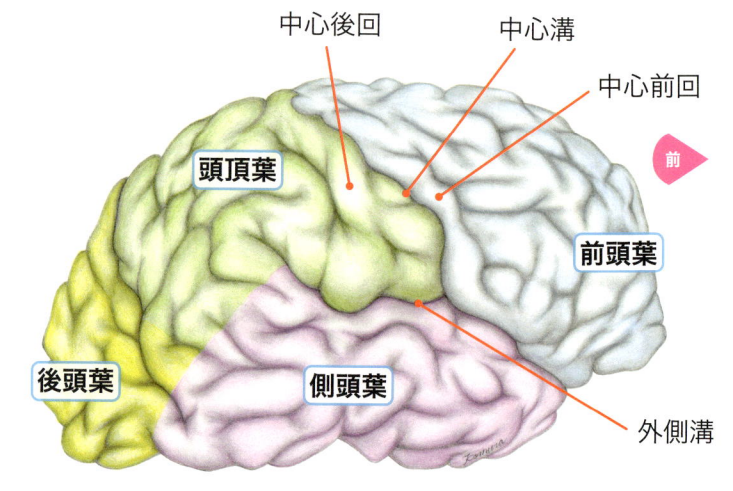

1　大脳の外側面にある最も明瞭な溝が
　外側溝 (Sylvius 溝) である。
　外側溝より下方で外方にやや張り
　出している部分が、側頭葉である。

2　大脳の頂上よりやや後方から、斜め前
　下方に下る溝が**中心溝**（**Rolando 溝**）
　である。中心溝の前後の高まり(回)は
　それぞれ**中心前回、中心後回**といい、
　他の脳回よりも幅が広くて、斜め前下
　に向かってほぼ真っすぐに伸びている。
　中心前回を含む中心溝の前方が前頭葉、
　中心後回を含む中心溝の後方が頭頂葉
　である。

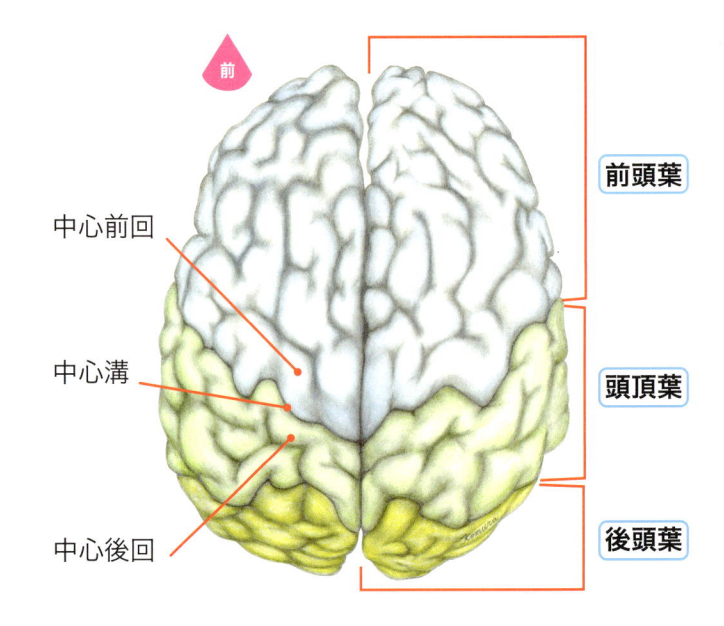

3 次に大脳の内側面に目を移そう。

脳梁の後端のやや後下方から、斜め後ろ上に向かって、ほぼ真っすぐな溝が見つかる。

これが**頭頂後頭溝**で、頭頂葉と後頭葉の境界である。

頭頂後頭溝は大脳内側面にはあるが、外側面にはこれに対応する溝はない。つまり、大脳外側面には頭頂葉と後頭葉を境する明瞭な溝はないのである。言葉で定義するのも困難なので、前ページの図を見て頭頂葉、側頭葉、後頭葉の境界をおおまかに把握しよう。

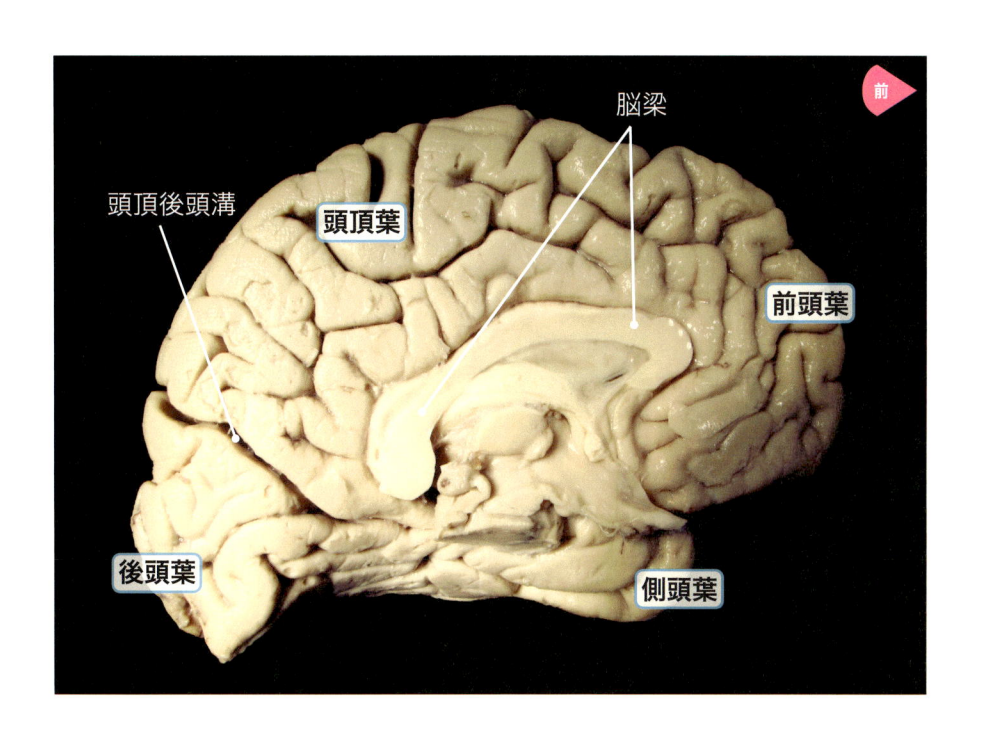

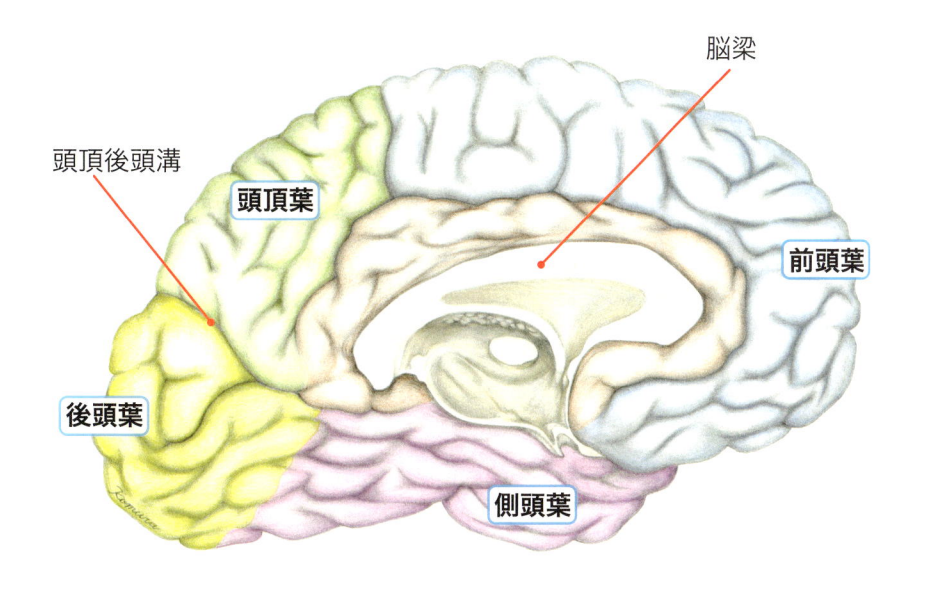

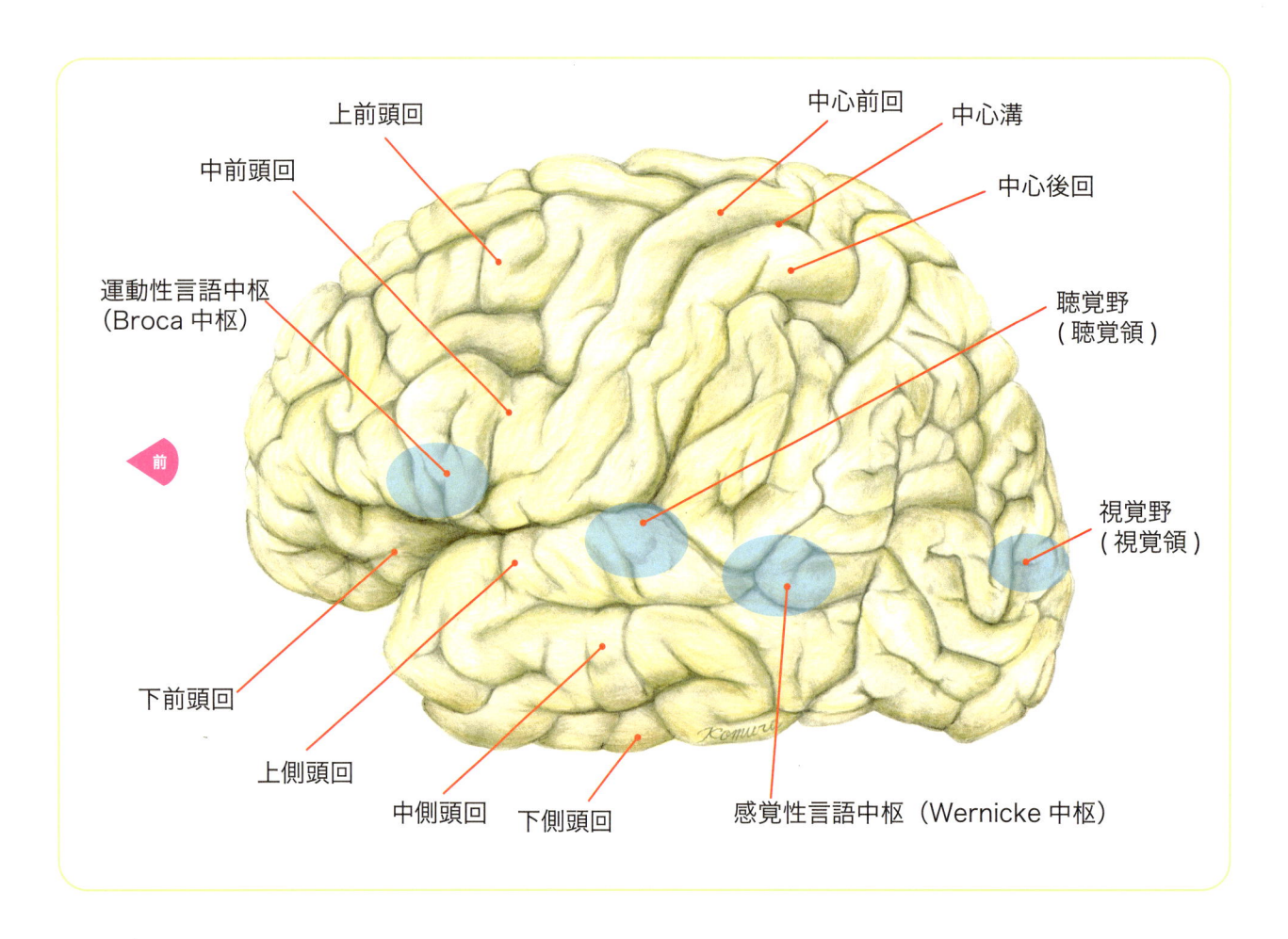

上前頭回 / 中心前回 / 中心溝 / 中前頭回 / 中心後回 / 運動性言語中枢（Broca 中枢）/ 聴覚野（聴覚領）/ 前 / 視覚野（視覚領）/ 下前頭回 / 上側頭回 / 中側頭回 / 下側頭回 / 感覚性言語中枢（Wernicke 中枢）

観察 3

大脳の主な脳回を同定する。

1 大脳半球の外側面で、中心溝のすぐ前にあるのが中心前回である。
中心前回には、全身の骨格筋の収縮命令を発する**運動野**(**運動領**)がある。

2 中心溝のすぐ後ろにあるのが中心後回である。中心後回には、全身の皮膚感覚(温度覚や痛覚など)を感知する**体性感覚野**(**体性感覚領**)がある。

3 側頭葉の外側面には、ほぼ水平方向に 3 本の脳回が平行に走る。
上から順に、**上側頭回**、**中側頭回**、**下側頭回**と呼ぶ。上側頭回の中央部から側頭葉上面の横側頭回にかけて、蝸牛で感知した音を認識する**聴覚野**(**聴覚領**)がある。

4 中心前回以外の前頭葉内の回は蛇行が顕著であるが、便宜的にこれらを上前頭回、中前頭回、下前頭回に三分する。

5 下前頭回の後半部には**運動性言語中枢**(**Broca 中枢**)があり、言葉を話すために必要な骨格筋群の協調を司っている。運動性言語中枢(Broca 中枢)が障害されると運動性失語症となる。
一方、上側頭回の後部で聴覚野(聴覚領)のすぐ後ろには**感覚性言語中枢**(**Wernicke 中枢**)があり、聞いた言葉を理解する中枢である。感覚性言語中枢(Wernicke 中枢)の機能が損なわれると、感覚性失語症が出現する。

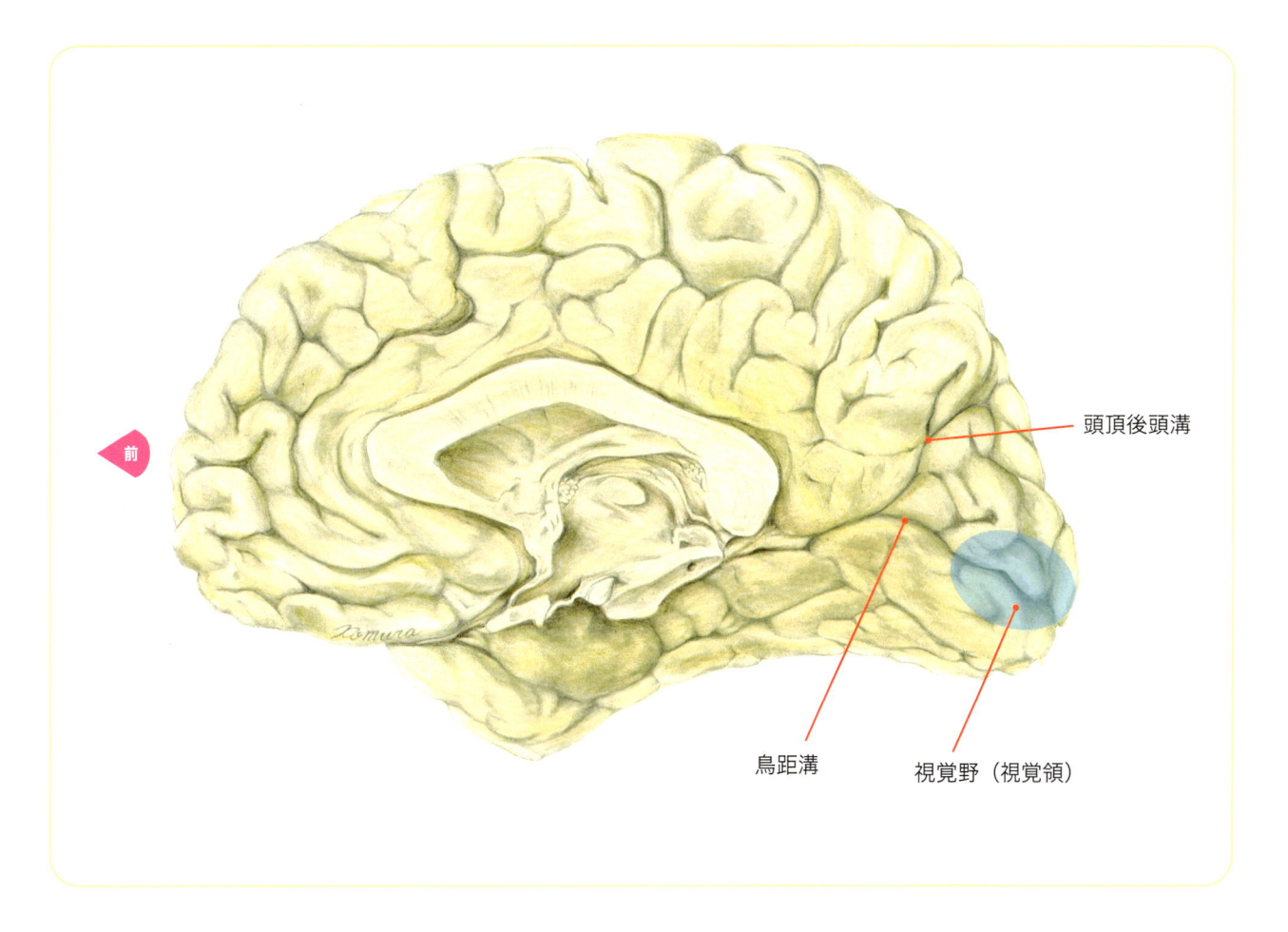

前

頭頂後頭溝

鳥距溝 視覚野（視覚領）

6 次に大脳半球の内側面を観察する。
後頭葉を前から後ろへ蛇行しながら走る深い溝 (**鳥距溝**) が見つかるだろう。
鳥距溝の上下に接する回が **視覚野** (**視覚領**) である。
このように、視覚野の大部分は大脳皮質内側面にあり、外側面では後頭葉の後端にわずかに
視覚野が見えるに過ぎない。

（3）島（Reil の島）

作業 3

島 (Reil の島) の位置を図譜で確かめて、その上を覆っている大脳皮質 (弁蓋) を
外側溝に沿って削り取っていく。

注意 !!

メスの刃で大脳皮質 (弁蓋) を切り取るので
はなく、メスの柄あるいは自分の指を外側溝
にさし込んで、上下の弁蓋をちぎり取るよう
な感じで崩していくとよい。

露出した島の外表面

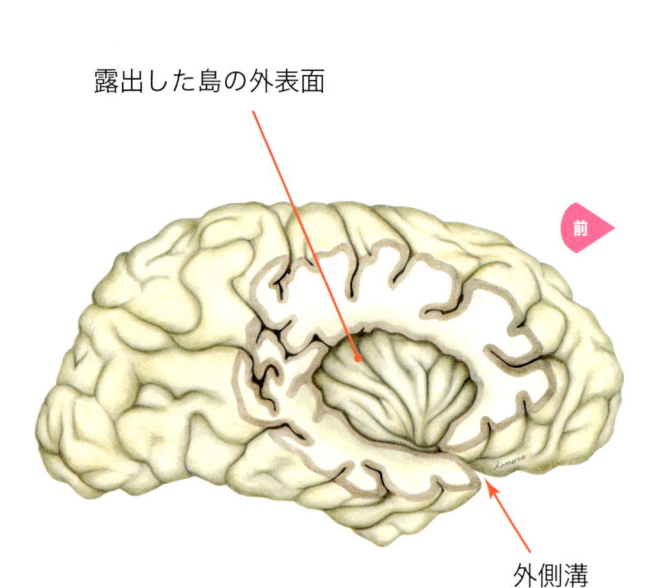

外側溝

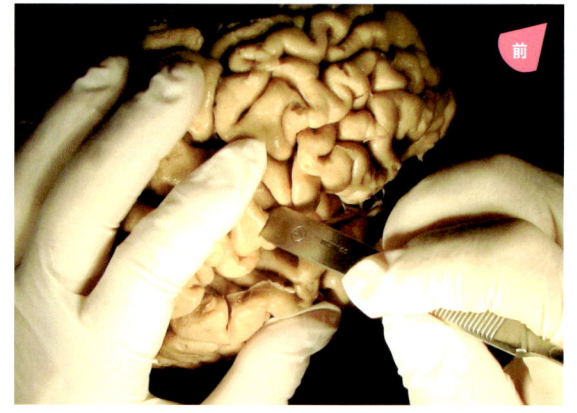

メスの柄を外側溝に差し込んで、
下方の側頭葉上部を削り取る

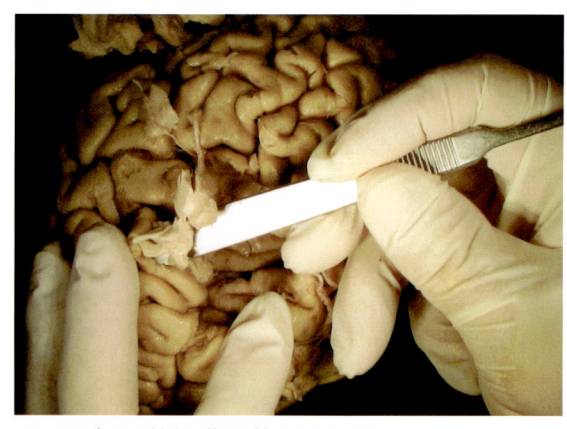

メスの柄を外側溝に差し込んで、
上方の前頭葉下部を削り取る

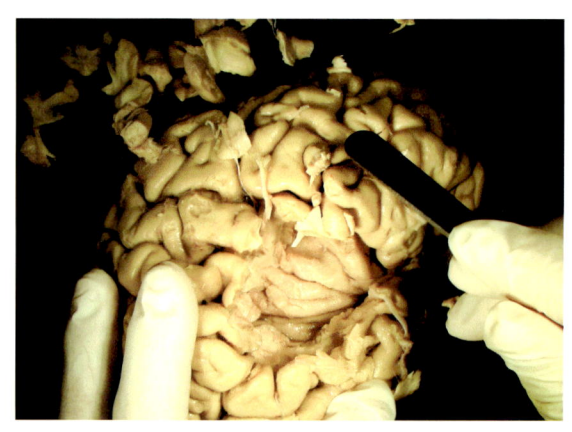

徐々に周囲を削り落とし、島表面を露出させる

観察4

島の外側面を観察する。

1 外側から見た島の表面 (今まで弁蓋におおわれていた部分) は、逆三角形あるいはハマグリ型で、上下方向に数条の島回が走る。

2 島の表面に中大脳動脈の枝が走っている。

3 島は大脳皮質でありながら、大脳の表面には露出していない。胎児期における脳の発生の過程で、島の上下の大脳皮質が島の上に張り出してきたために、島は二次的に弁蓋の内部に封じ込められたのである。

4 島の機能はよくわかっていない。

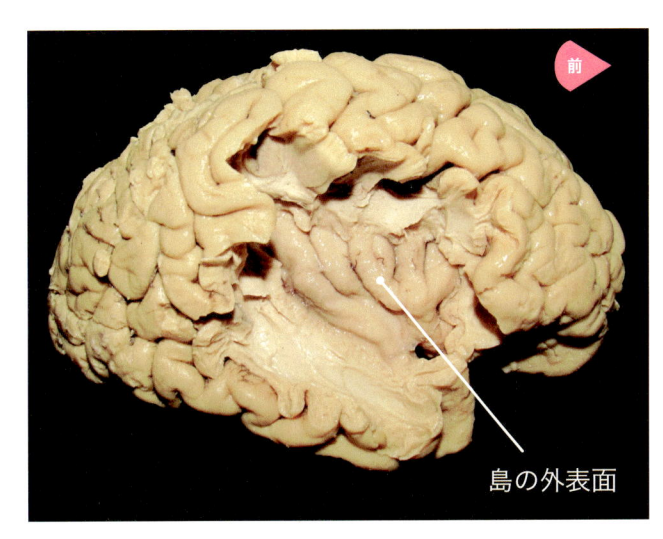

島の外表面

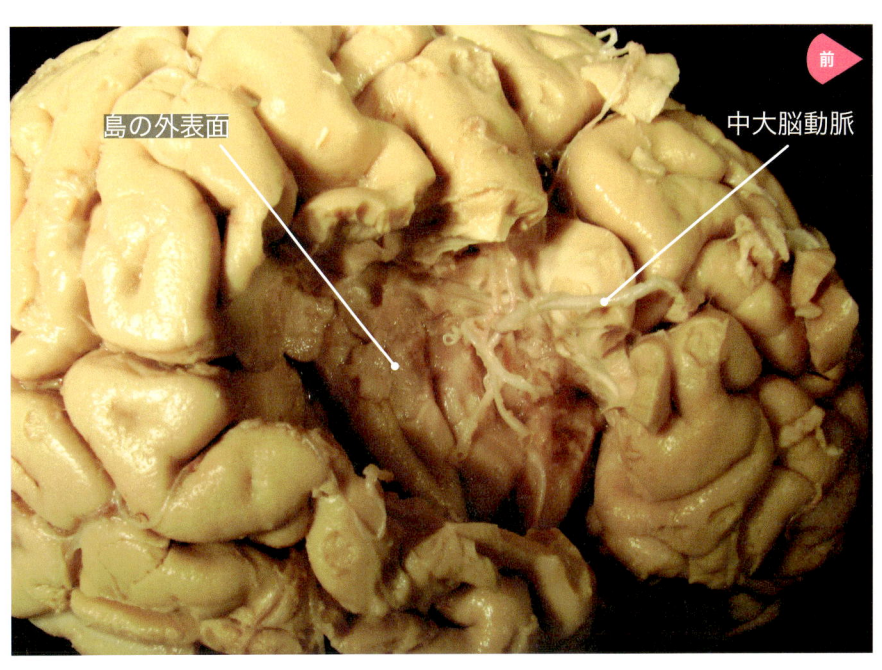

島の外表面　中大脳動脈

§11 第三脳室とその周辺の構造

観察 5

第三脳室とその周辺の構造を観察しよう。

1 左右の脳を連絡する最大の構造が脳梁である。
大脳の正中断によって脳梁は完全に分断されている。
脳梁の断面は厚みが 数mm〜10mm ほどの白い帯状で、ひらがなの"つ"の字に似ている。

2 脳梁の下に接して、半透明の薄い膜がある。これは**透明中隔**である。正中断の際に、透明中隔が破れて、奥にある側脳室がぽっかりと開口している脳もあるはずである。

3 透明中隔の下端を縁どる弓状の索構造が**脳弓**である。脳弓は脳梁と同等、あるいはそれ以上に白く、後方に孤を描きながら奥の方に入り込んでいって見えなくなる。

4 脳梁の前下方端と脳弓の前方端は互いに接近するが、両者の間に**前交連**の断面が見つかる。
前交連も左右の大脳半球を連絡する構造である。

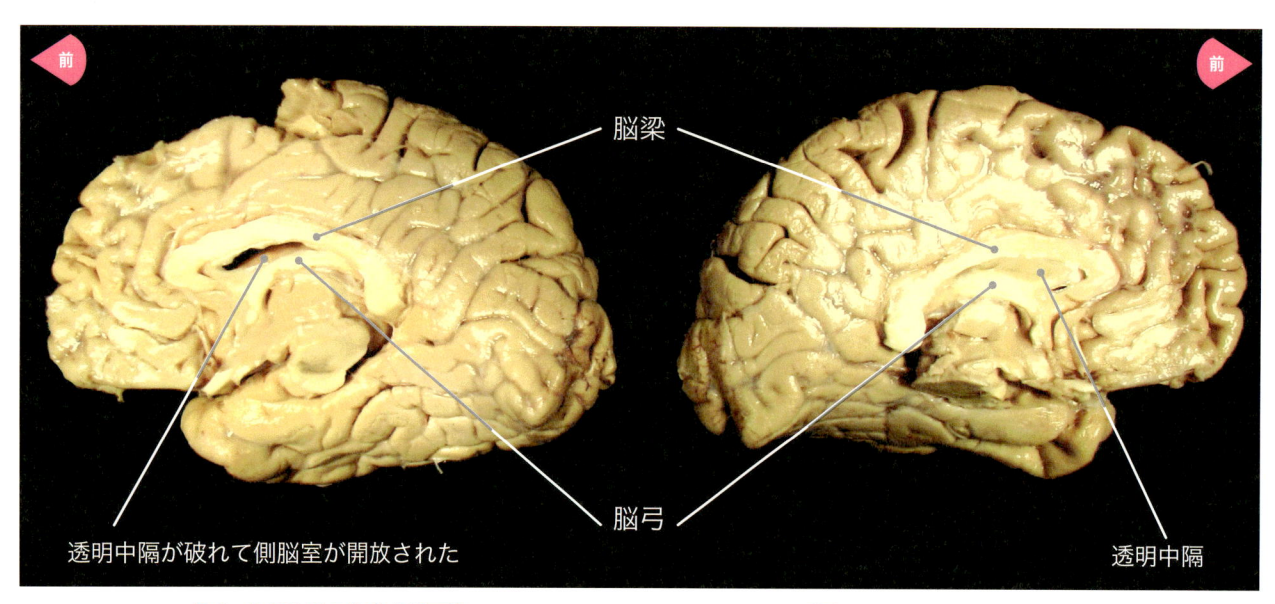

【右大脳半球内側面】　　　【左大脳半球内側面】

5　脳弓のすぐ下に、毛糸のような線維構造が見える。
これは第三脳室の上壁を作る**脈絡組織**と**脈絡叢**である。脈絡叢は茶褐色を呈し、すぐ上方
の白色の脳弓とは明瞭に区別できるはずである。

6　第三脳室脈絡叢と脳弓との間には狭いすきまがあり、**大脳横裂**と呼ぶ。
大脳横裂は脳の内部にあるように思えるが、実はここはクモ膜下腔であり、脳の"外"なの
である。大脳（後頭葉）と、すでに取り去った小脳の間のすきまからどんどん前方に進むと、
やがて第三脳室脈絡叢と脳弓の間（大脳横裂）に行きつく。

7　前交連と第三脳室脈絡叢の下方の浅いくぼみが、縦断された**第三脳室**である。
第三脳室は左右の幅が狭いので、縦断・切半されると"空間"というよりは"くぼみ"にし
か見えない。
目の前に見えている開放された第三脳室の側壁の向こうには**視床**がある。
卵型の視床の膨らみが第三脳室側壁に反映されているであろう。
左右の視床は第三脳室をはさんで対峙し、**視床間橋**という"渡り廊下"によって連絡している。
視床間橋は第三脳室の中を貫通しており、さきほど行った大脳の正中断によって、視床間橋
は左右に分断されたのである。なお、視床間橋は約20％の人で欠如するという。

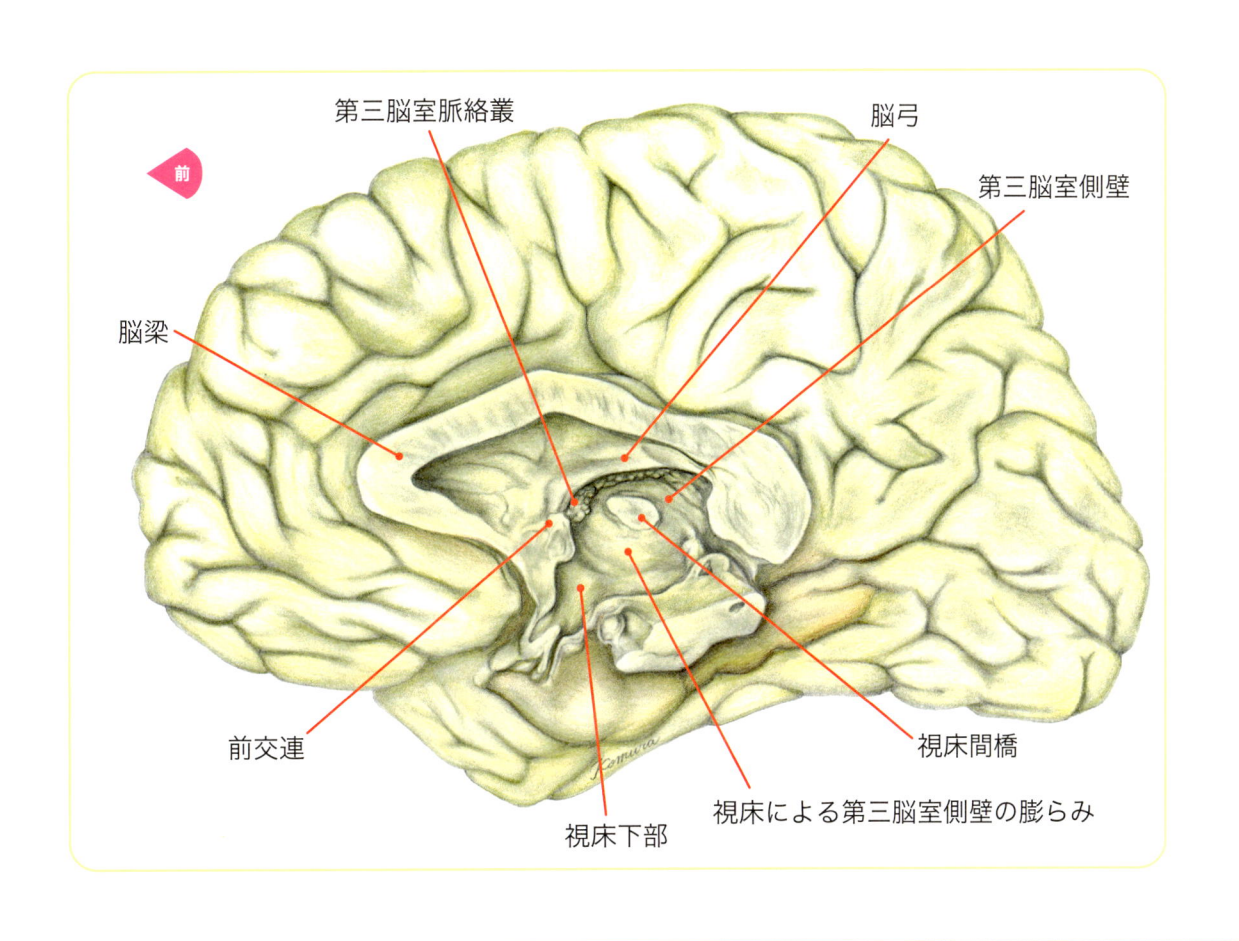

8　第三脳室の前上方に、**室間孔 (Monro 孔)** という穴があり、その奥は側脳室につながる。第三脳室脈絡叢は室間孔を経て、側脳室下壁の脈絡叢につながっている。

9　第三脳室の下 1/3 程度のところで、視床の膨らみがなくなって水平方向の溝ができる。これを**視床下溝**といい、ここから下は**視床下部**である。

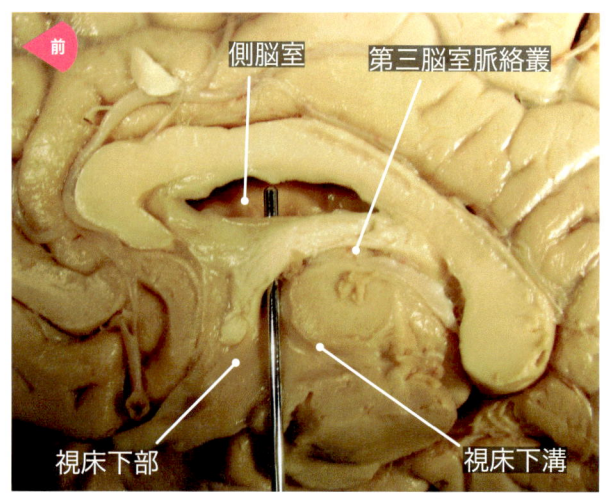

室間孔 (Monro 孔) にゾンデを通した

10　第三脳室は視神経交叉と下垂体に向かって前下方に延びる。視床下部は下垂体漏斗によって下垂体に続く。

11　第三脳室底中央部には乳頭体という半球状の隆起物がある。

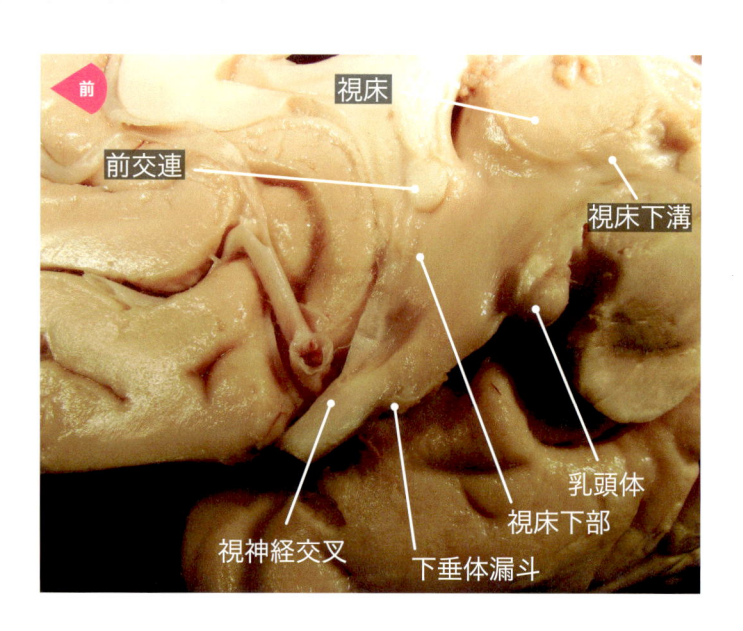

12　第三脳室の後壁には**松果体**がある。松果体は、正中線上にあるので縦断されているはずである。

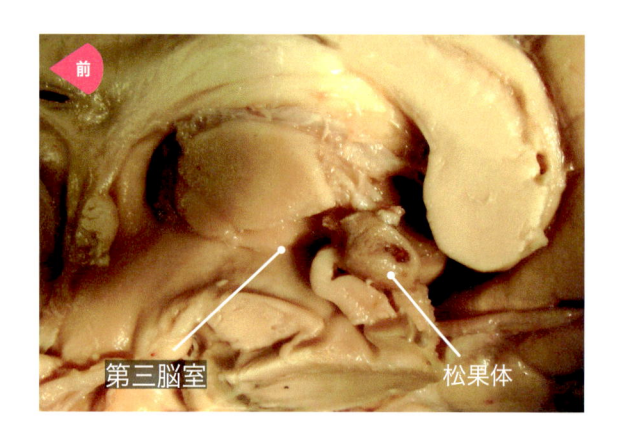

13　第三脳室の後下方は中脳水道に続いている。中脳水道の後方（背側）にある隆起構造は
　　上丘である。脳幹の切断を上丘と下丘の間で行ったので、下丘は脳幹側についている。

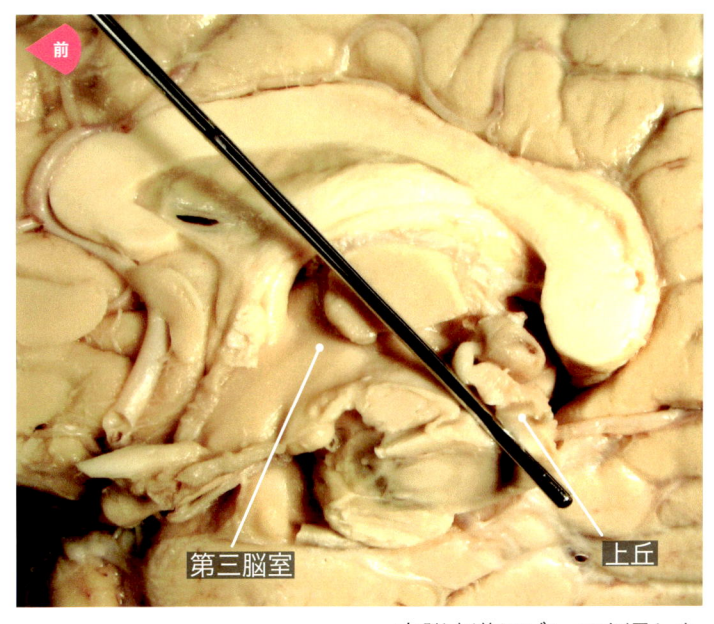

中脳水道にゾンデを通した

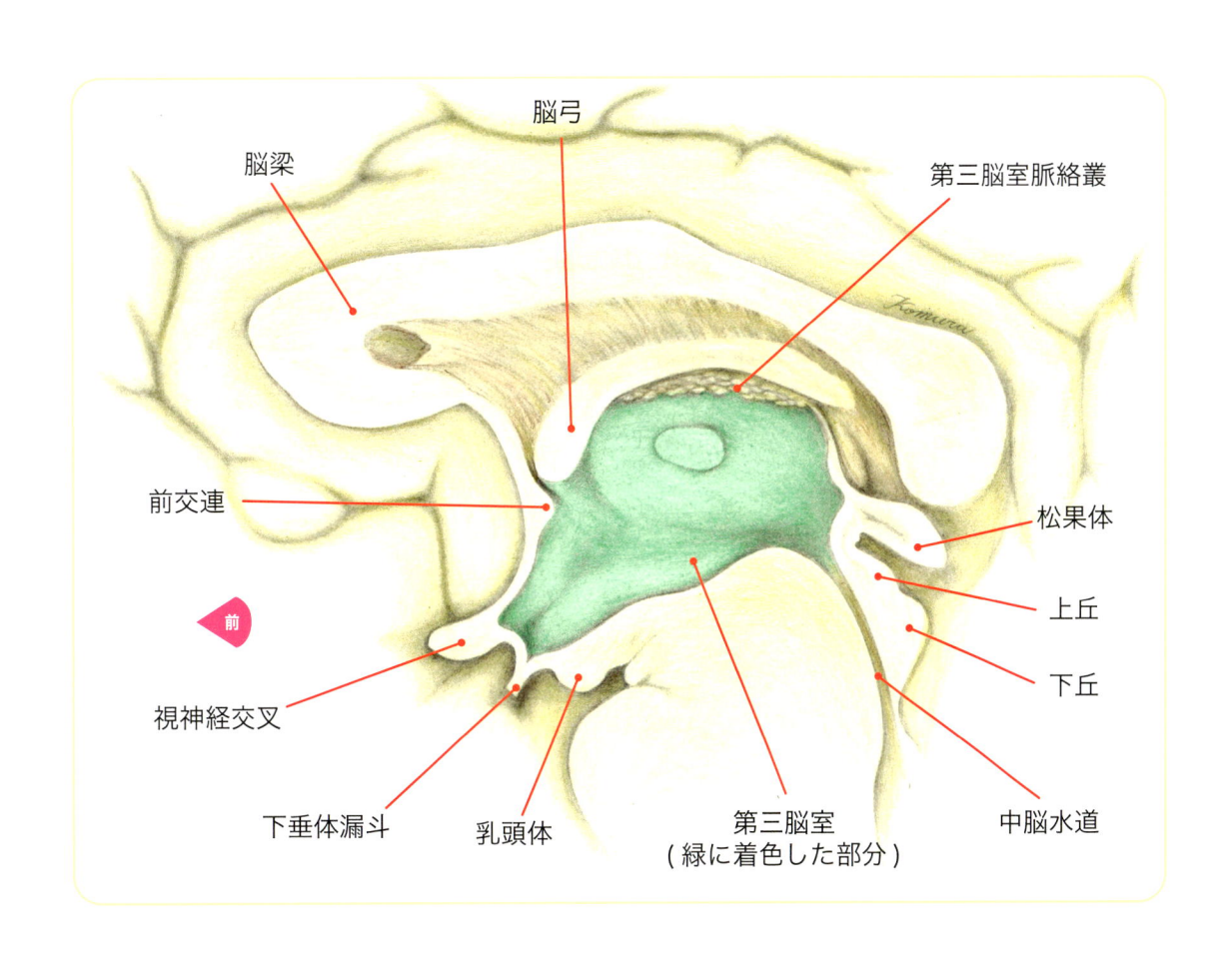

§12　大脳辺縁系

第三脳室の周囲を取り囲む諸構造 (嗅脳、脳弓、海馬、乳頭体など) は、大脳皮質の辺縁にあたるので**大脳辺縁系**と総称する。大脳辺縁系は系統発生的には旧皮質に属し、情動や記憶に関与する。

（1）嗅 脳

前頭葉の下面に、嗅覚の伝導と認知に関与する**嗅脳** (嗅球、嗅索、外側嗅条、内側嗅条、嗅三角、前有孔質などの総称) がある。

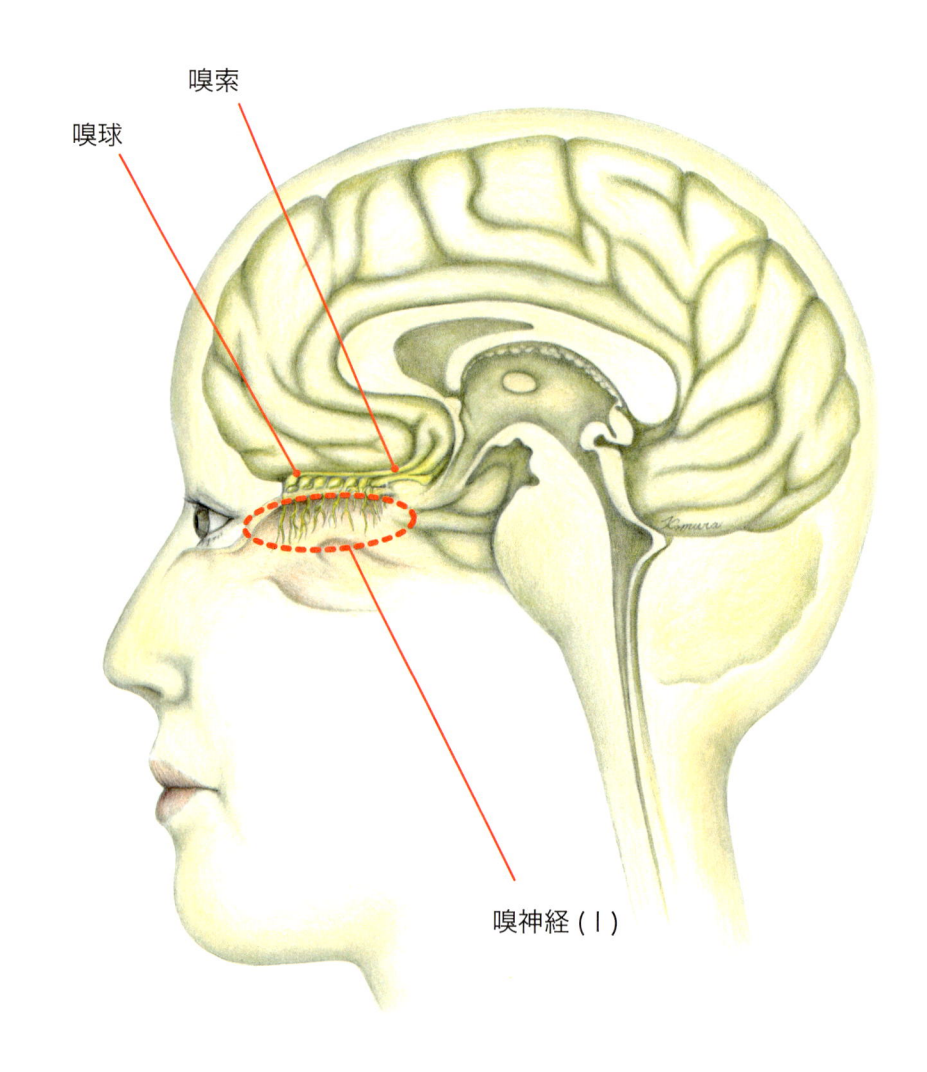

嗅索

嗅球

嗅神経 (I)

作業 4

前頭葉の下面にあるクモ膜と血管をピンセットで取り除く。

注意 !!

前頭葉下面のクモ膜を除去する際に、嗅球と嗅索を一緒に取ってしまわないように注意しよう。

観察 6

1　前頭葉の下面で大脳縦裂の数 mm 外側に、嗅球とそれに続く嗅索が大脳縦裂と平行に走る。嗅球には下方から十数本の細い嗅神経 (I) が接続するが、脳の取り出しの際にちぎれてしまう。

2　嗅索は視神経 (II) と交叉するあたりで、**外側嗅条**と**内側嗅条**に分かれる。

3　外側嗅条と内側嗅条に挟まれた三角形の領域を嗅三角、そのすぐ後部を**前有孔質** (多数の小血管が入り込む) という。

4　嗅脳に属するこれらの部位は嗅覚の伝導と認知に重要であるだけでなく、嗅覚以外の機能 (情動、記憶など) にも関与している。

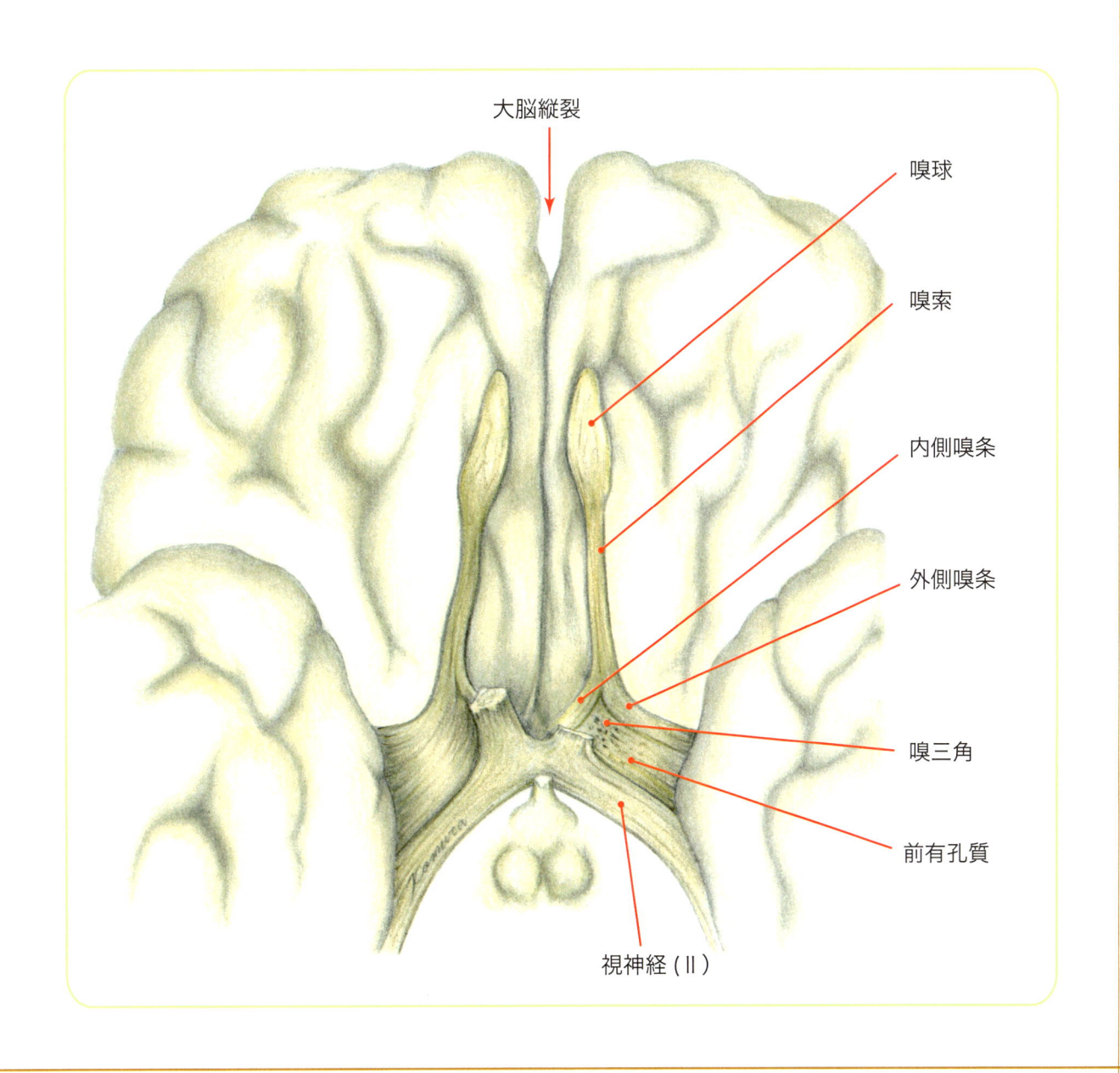

大脳縦裂

嗅球

嗅索

内側嗅条

外側嗅条

嗅三角

前有孔質

視神経 (II)

（2）帯状回と海馬傍回

脳梁の上に**帯状回**がある。

作業 5

大脳半球の内側面にあるクモ膜と血管をピンセットで取り除く。

作業 6

1　メスの柄で、帯状回を浅く剥いでみよう。帯状回の中には**帯状束**という連合線維束が走っているので、その走向に沿って線維束が剥がれるであろう。

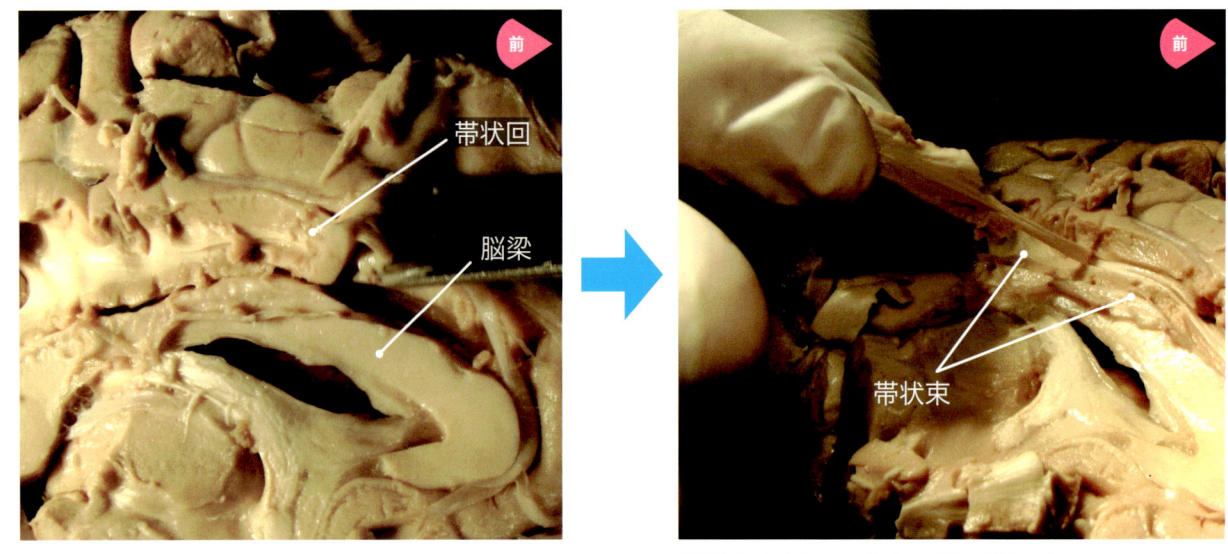

帯状束を指でつまんで引っ張ると、
線維束であることがよくわかる。

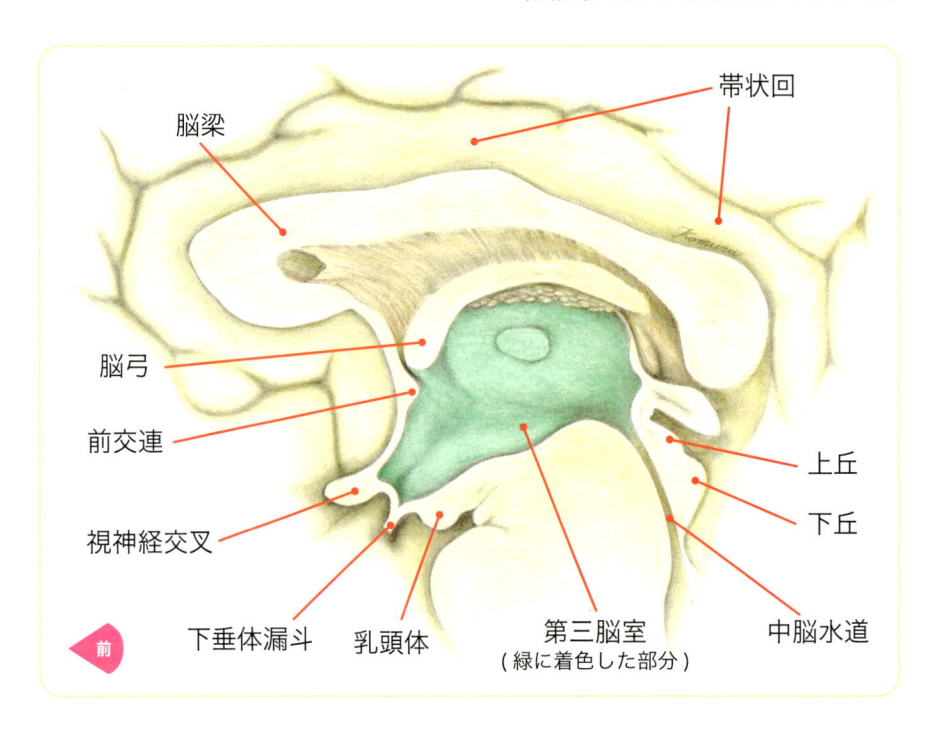

2　帯状回を後方にたどると、下方にカーブして側頭葉の内側に向かい、**海馬傍回**に移行する。

注意 !!　海馬傍回を観察するには、大脳半球の内側面で、側頭葉と脳幹の間の溝（海馬溝）に指をかけて、側頭葉を外側に押し開く必要がある。

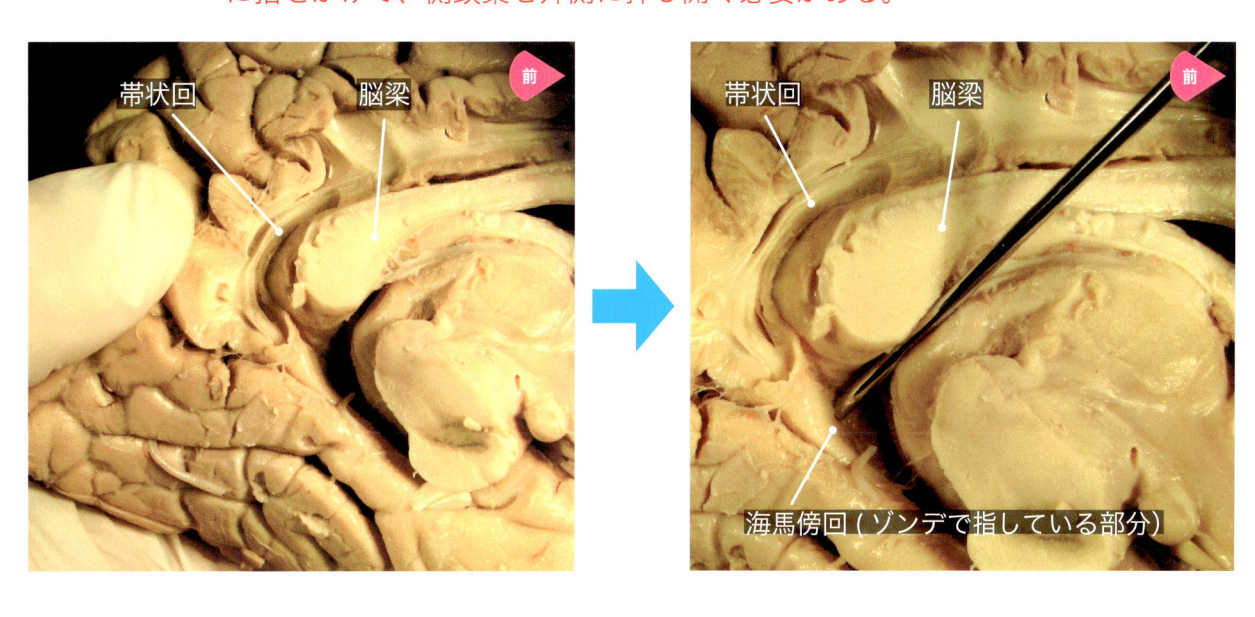

帯状回　　脳梁　　前

帯状回　　脳梁　　前

海馬傍回（ゾンデで指している部分）

3　帯状回に続いて海馬傍回も剥ぎ、帯状束が海馬傍回の中に続くことを見届けよう。

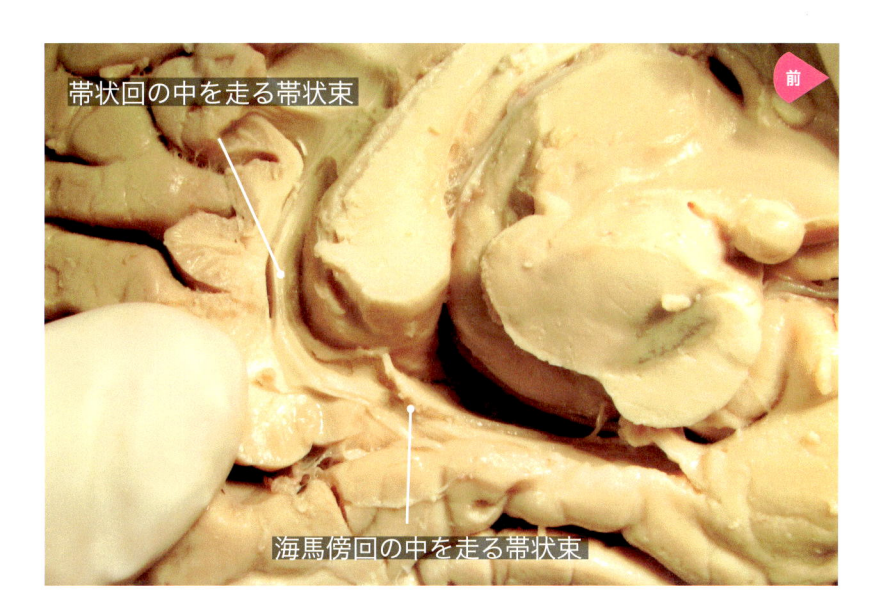

帯状回の中を走る帯状束

前

海馬傍回の中を走る帯状束

§12　大脳辺縁系

（3）脳弓と海馬

脳弓は神経線維束からなる。したがって、厳密には大脳皮質の一部である大脳辺縁系には含まれないが、場所的にも機能的にも大脳辺縁系と密接な関係があるので、一緒に観察を行うことにする。

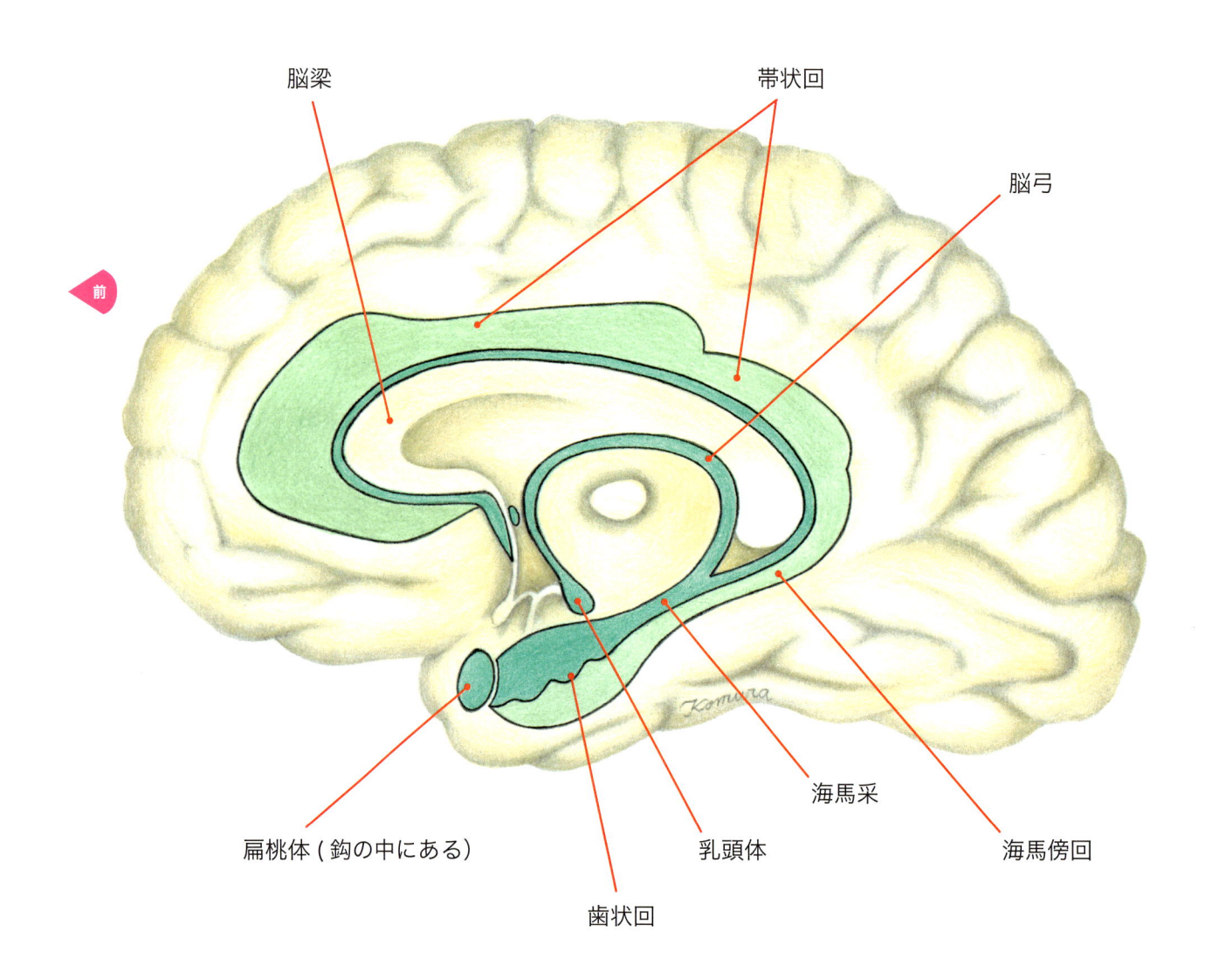

観察 7

1 脳梁の下で同定した脳弓の走向を、左右の大脳半球をよく見比べながら観察しよう。

2 左右の脳弓はいずれも内側に張り出しながら、後方から下方に回り込む。もっとも内側に張り出したところで左右の脳弓は合体し（**脳弓体**）、やがて再び分離する。

3 正中断した大脳では、脳弓体の部分で脳弓も分断されていることに注意しよう。

4 脳弓は視床を後方から取り囲むようにカーブし、下方に向かう。

5 側頭葉内側に入り込むと、脳弓は**海馬采**に移行する。

6 海馬采は海馬傍回の内側を前方に向かって走る。

7 海馬傍回を指でさらに外側に押し広げると、海馬傍回と海馬采の間に歯が一列に並んだような**歯状回**が出現する。

8 海馬傍回の前端は鋭く内側に曲がって終わる。この部分を**鈎**と呼ぶ。鈎の内部には、後述する**扁桃体**（**扁桃核**）が埋まっている。

9 海馬采と歯状回の前端は、鈎に行き当たって終わる。

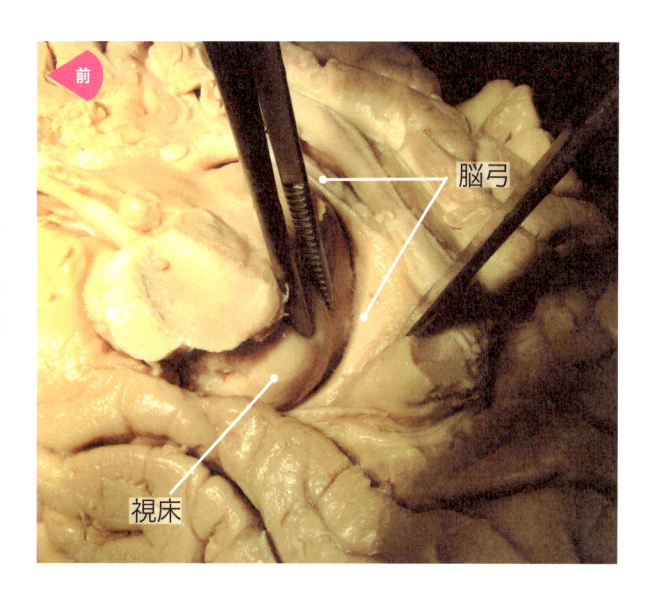

前　　脳弓　　視床

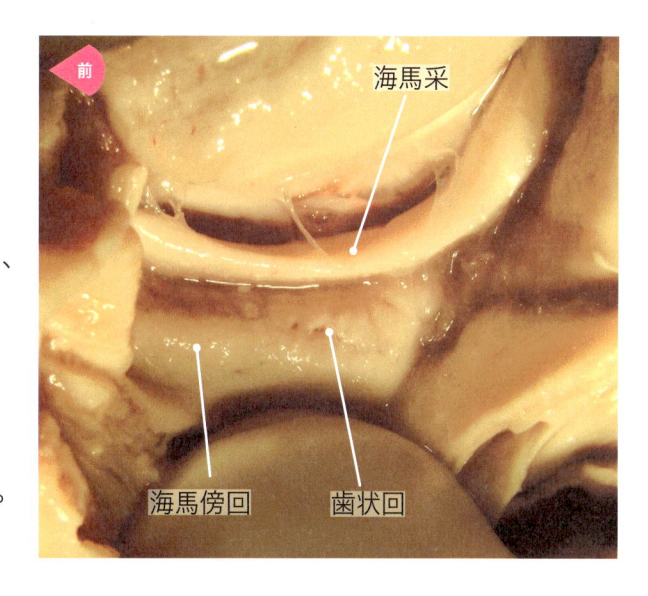

前　　海馬采　　海馬傍回　　歯状回

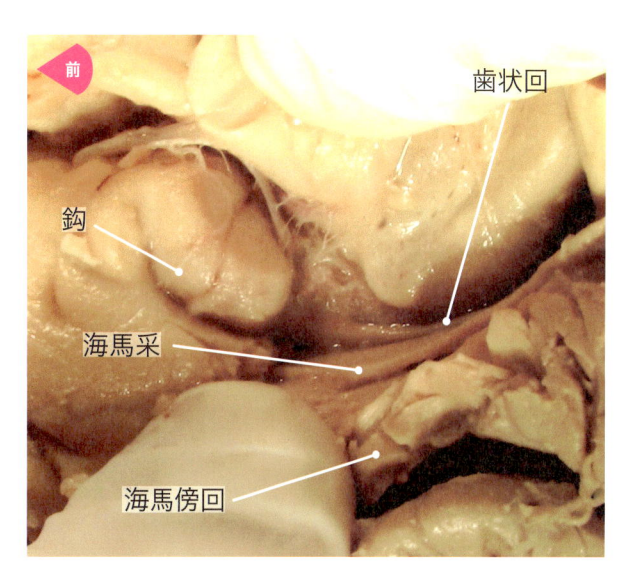

前　　歯状回　　鈎　　海馬采　　海馬傍回

第4章　大脳の内部と間脳

第4章では、大脳の内部とさらに深部の間脳を剖出する。

大脳の内部は大脳髄質、大脳基底核および側脳室で構成される。
大脳髄質と大脳基底核の間に明瞭な境界はないが、大脳髄質は白質、大脳基底核は灰白質からなるので、区別は可能である。

大脳髄質には局所的な名称がついていない。大脳髄質を構成する無数の神経線維束は、その始点と終点の位置によって連合線維、交連線維、投射線維に分類される。左右の大脳半球間を連絡する交連線維束で構成される構造は、大脳半球の正中断面上で断面として観察できた。大脳半球内を走る連合線維束を観察するには、線維束の流れに沿ってその線維束を引きはがすとよい。いくつかの連合線維束が作る"流紋"を、大脳内部で視認しよう。

大脳基底核だけを脳の外に取り出すことは困難なので、大脳皮質と大脳髄質を徐々に削って行って、やがて到達する大脳基底核を観察することにする。同じ灰白質でも、大脳皮質と大脳基底核はずいぶん働きが異なる。運動（骨格筋収縮）に関しては、大脳皮質が随意運動（随意収縮）を支配するのに対して、大脳基底核は不随意運動（不随意収縮）を制御する。このような機能の違いを意識しながら解剖作業を進めると、効果的である。

間脳は脳幹の最上部を占め、その大部分が左右の大脳半球にはさまれている。また間脳は、第三脳室の両外側壁と下壁を構成している。大まかに言って、間脳は上部の視床と下部の視床下部からなる。大脳基底核の主要部であるレンズ核と視床との間を内包（投射線維からなる）が走る。この関係を念頭に置いて、剖出を進めよう。

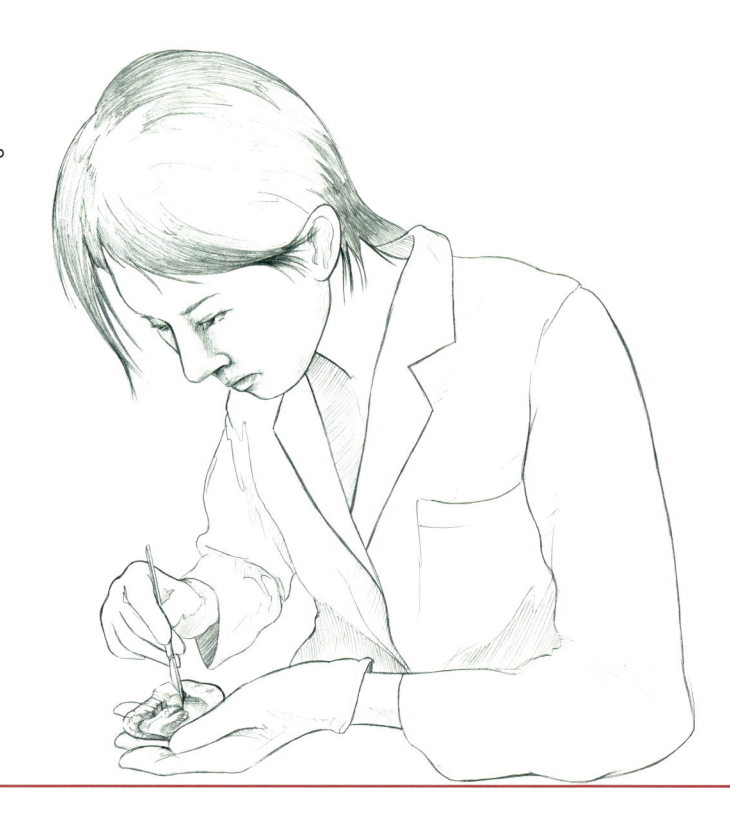

§13　大脳の内部

大脳の内部は、**大脳髄質**、**大脳基底核**、**脳室**で占められている。

大脳髄質を構成するものは大量の神経線維なので、大脳髄質は肉眼的には白質となる。大脳髄質を構成する線維は、束をなして一定の方向に走る。大脳髄質の線維は始まりと終わりの位置によって、**交連線維**、**連合線維**、**投射線維**の3種類に分けられる。交連線維からなる脳梁と前交連は、§10〜11で断面として観察した。§13では、連合線維と一部の投射線維を剖出し、観察しよう。

（1）連合線維

作業 1

1 島の周囲のまだ手をつけていない脳実質を、メスまたはピンセットの柄で徐々に削ぎ落としていく。最初は薄茶色がかった大脳皮質が削ぎ落とされ、やがて白っぽい大脳髄質が出てくる。

2 大脳髄質の神経線維は束をなして一定の方向に走るので、その一部を掘り起こしてピンセットか指でつかんで引っ張れば、線維束の走向に沿って剥がれる。

注意 !!　神経線維束の剖出に際しては、決してメスの刃を使用してはならない。
線維束をメスの刃で切ると、線維がすべて切断されて、平滑な面にしか見えなくなる。
線維を"線維らしく"剖出するには、切るのではなく"引き剥がす"ことが重要である。

3 島の上方で、前頭葉から頭頂葉にかけて走る**上縦束**を掘りあてる。

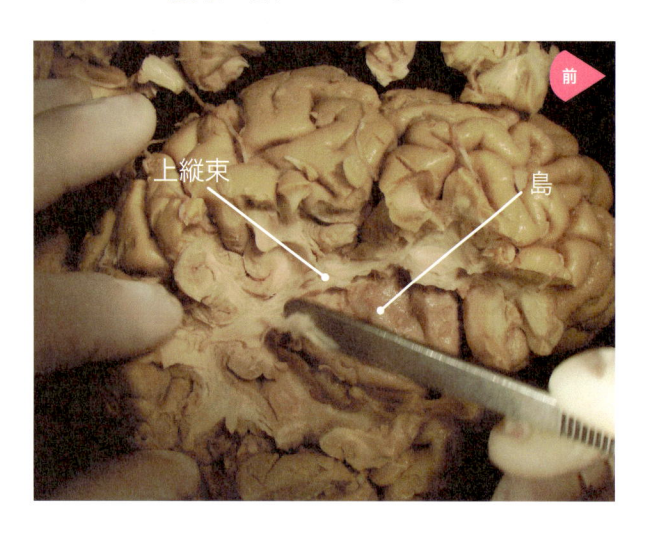

4 島の下方で、側頭葉の中を走る**下縦束**を剖出する。

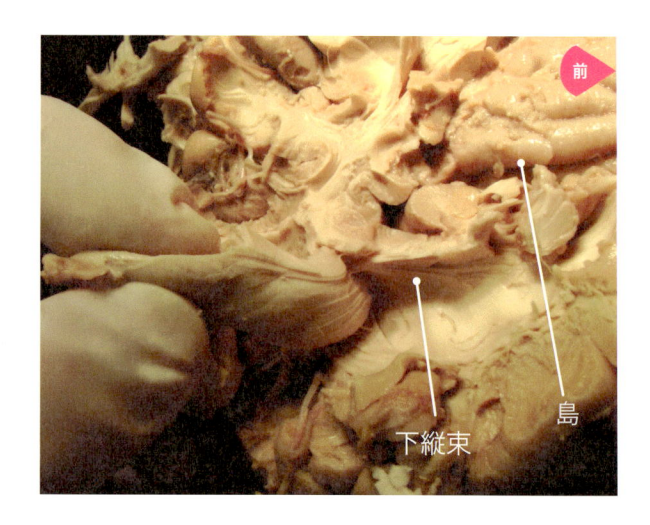

5 島の前下方で、側頭葉前端の鉤の周囲の脳実質を削ぎ落としていくと、前頭葉と側頭葉を連絡する**鉤状束**が現れる。鉤状束は弯曲が強いので、その走向がわかるように剖出することは、容易ではない。

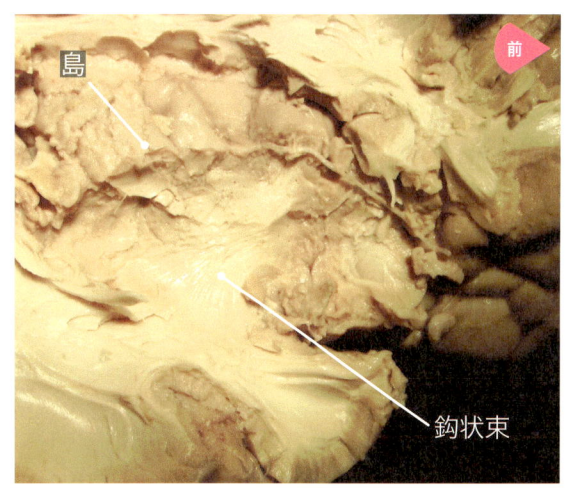

島

鉤状束

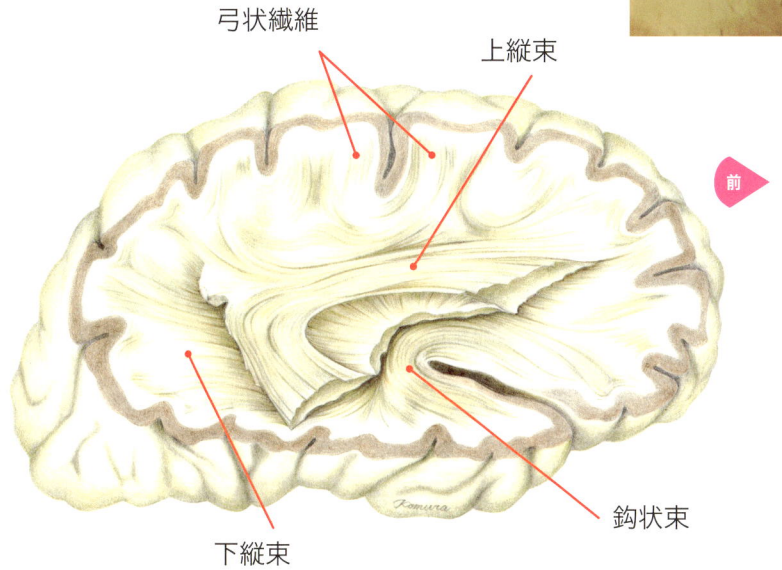

弓状繊維

上縦束

前

鉤状束

下縦束

6 前頭葉、頭頂葉、後頭葉の大脳縦裂に近い部分で、隣り合う脳回を U 字状に連絡する**弓状線維**を掘りだそう。U の字の下端付近の脳実質をピンセットか指で引っかけて、剥がすように上に引っ張ると、弓状線維がそのままの形で露出する。

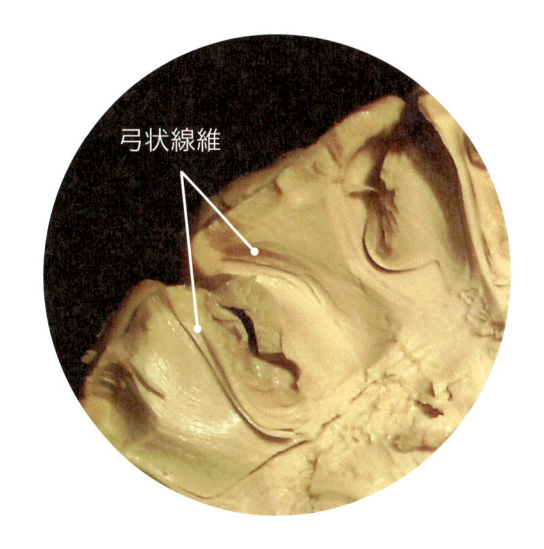

弓状線維

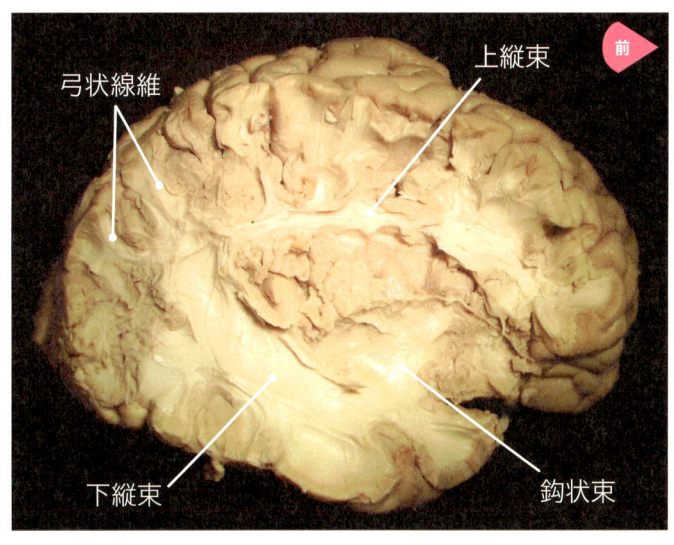

弓状線維

上縦束

前

下縦束

鉤状束

（2） レンズ核と放線冠

作業 2

島の部分の実質を少しずつメスまたはピンセットの柄で削っていく。

1　白質、灰白質 (**前障**)、白質 (**外包**) と交互に層が出現しながら、やがて灰白質の塊 (**レンズ核**) に行きつく。ここまで達するのに、脳実質を数 mm 削ることになる。
レンズ核の全体 (貝殻状) が見えるように、実質を均等に削り出そう。

2　レンズ核の周囲の白質 (上縦束、下縦束など) をピンセットで剥いでいくと、やがてレンズ核から放射状に走る線維束が出現する。これらを **放線冠** と総称する。

観察 1

1　放線冠の中で、レンズ核から後方の視覚野に向かう線維束を **視放線** と言う。

2　レンズ核から側方の聴覚野に向かう線維束を **聴放線** と言う。

3　前頭葉の中心前回からレンズ核に向かう線維束は、全身の骨格筋の随意収縮命令を伝える伝導路である。

4　レンズ核から頭頂葉の中心後回に向かう線維束は、全身の皮膚知覚を感覚野に伝える伝導路である。

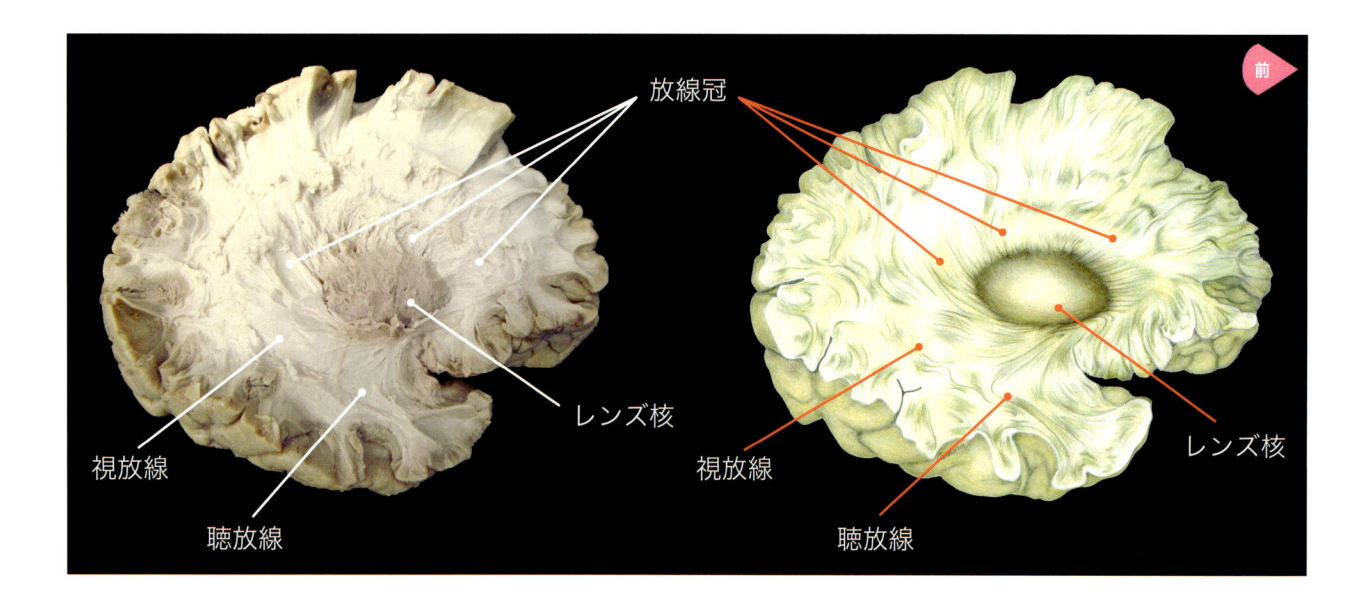

（3）側脳室

透明中隔をメスで完全に切り抜く。
既に透明中隔が破れている場合は、残っている中隔を完全に除去しよう。

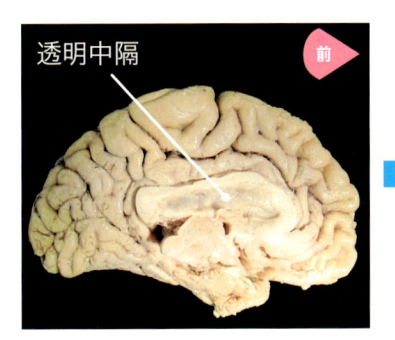

透明中隔のある状態

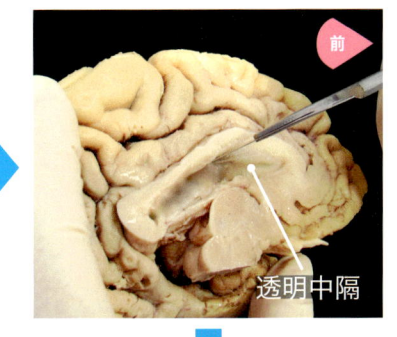

透明中隔をメスで取り除く

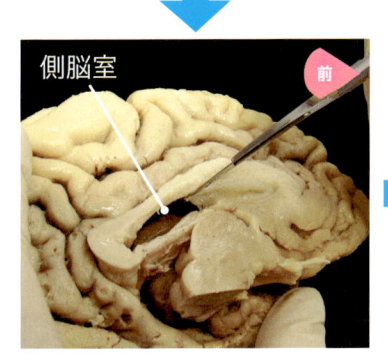

透明中隔を切り取って
側脳室を開放する

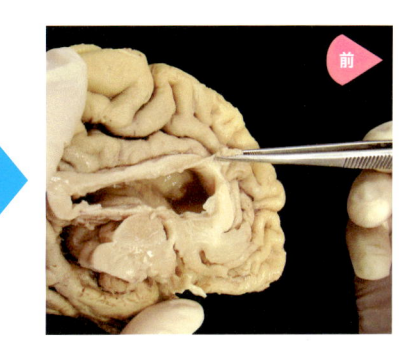

ピンセットで完全に
透明中隔を取り去る

観察 2

1　透明中隔がなくなって、側脳室の内部が見えるようになったはずである。

2　第三脳室の前方上部に室間孔 (Monro 孔) を探す。見つかったら、第三脳室側からゾンデを通して、室間孔 (Monro 孔) を経て**側脳室**に出ることを確認する。

3　側脳室の床に灰色〜茶褐色の**側脳室脈絡叢**が付着しているのが見える。

4　側脳室脈絡叢は室間孔 (Monro 孔) を経て、第三脳室の天井に付着している
第三脳室脈絡叢に連続している。

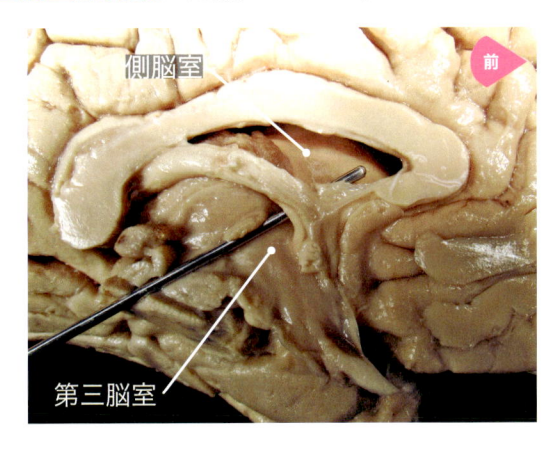

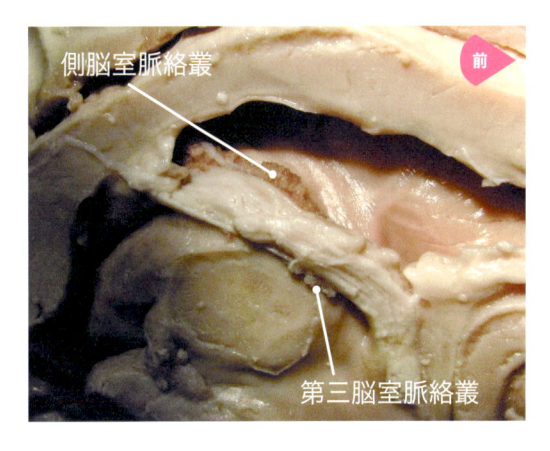

脳梁の前端と後端に向かって斜め上からメスを入れ、その間にある大脳部分をごっそりと取り去る。
これによって、脳梁の上面が完全に露出されることになる。

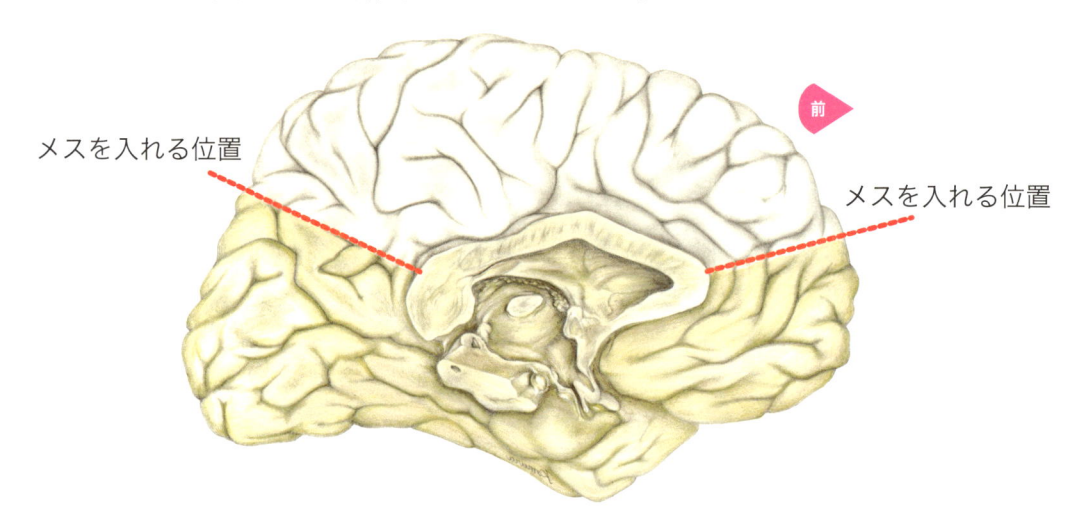

メスを入れる位置　　　前　　　メスを入れる位置

1　脳梁の前端 (※の位置) に向かって前上から
　メスを入れる。

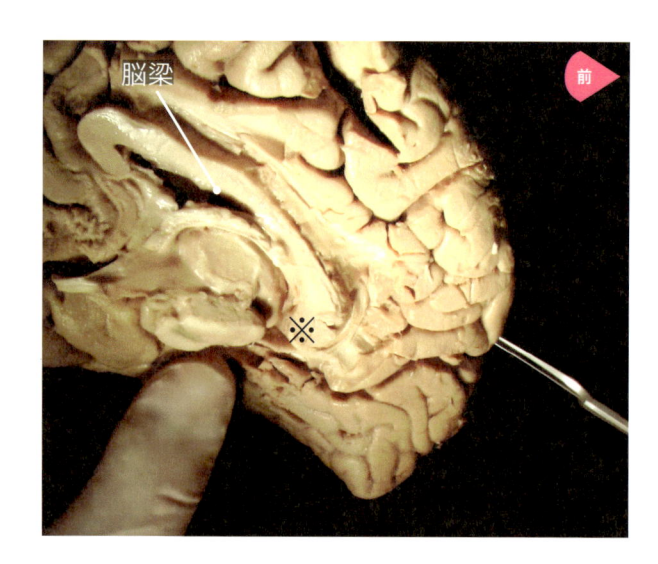

脳梁　　　前

※

2　脳梁とその上を覆う大脳の間にメスを入れる。

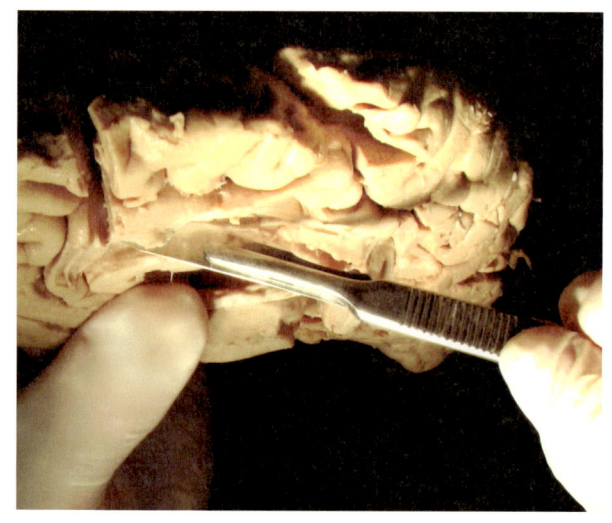

3 脳梁から大脳を剥がしていく。

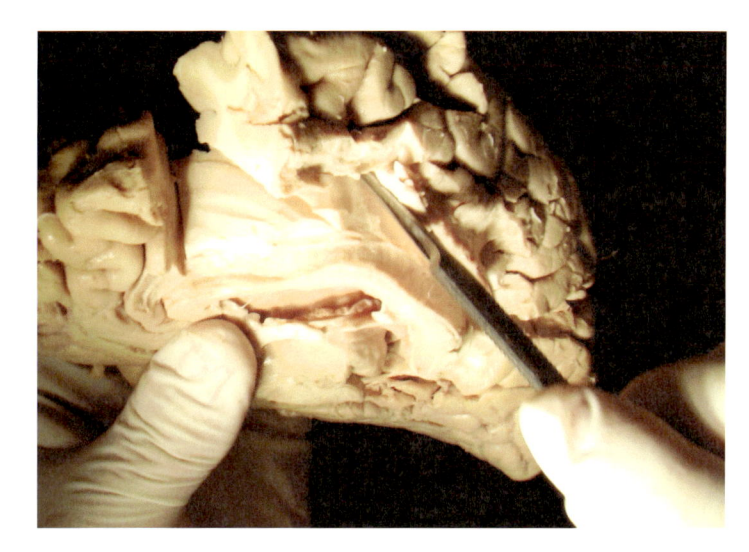

4 脳深上部の前頭葉後半部〜頭頂葉が
取り去られた状態。

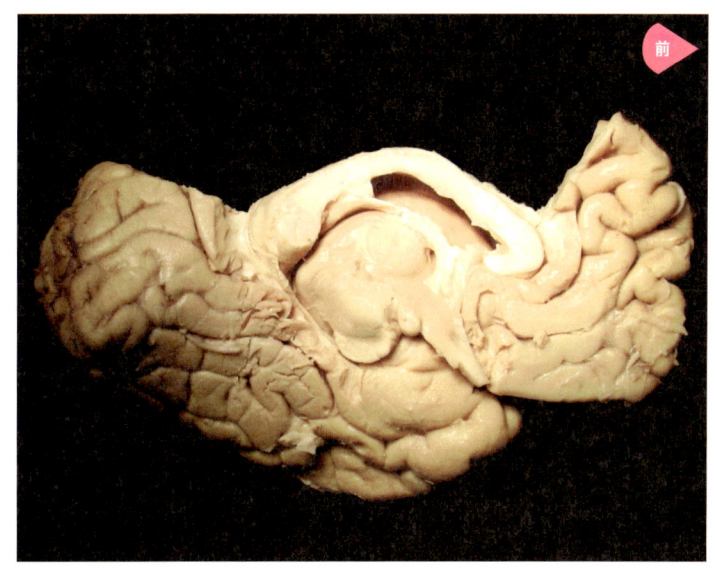

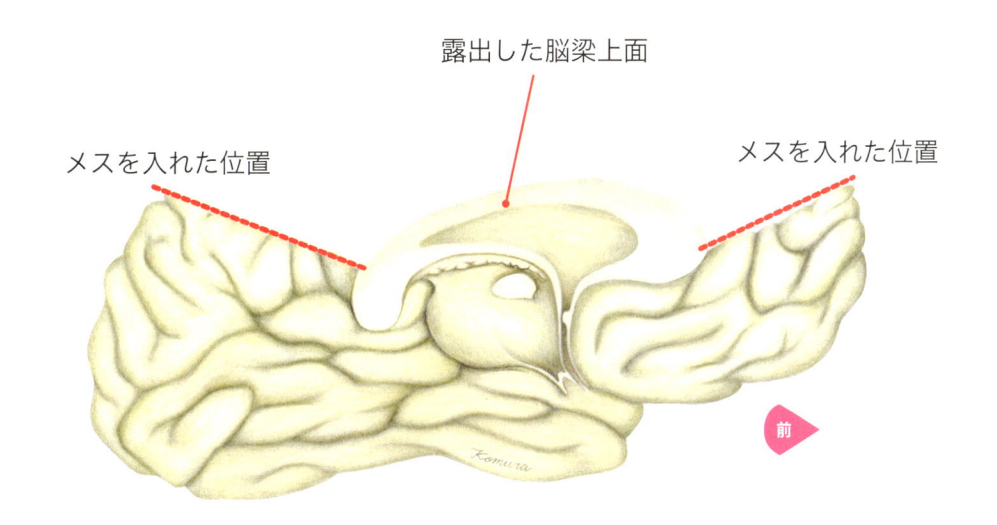

メスを入れた位置　　　露出した脳梁上面　　　メスを入れた位置

作業 5

メスの **"柄"** で脳梁の上面を 2～3mm の厚さで削ぐ。

注意 !!　　メスの刃で切るのではない！

観察 3

1　脳梁は左右の大脳半球を連絡する多数の交連線維で構成されている。

2　脳梁を構成する線維は左右の大脳半球に放散する。

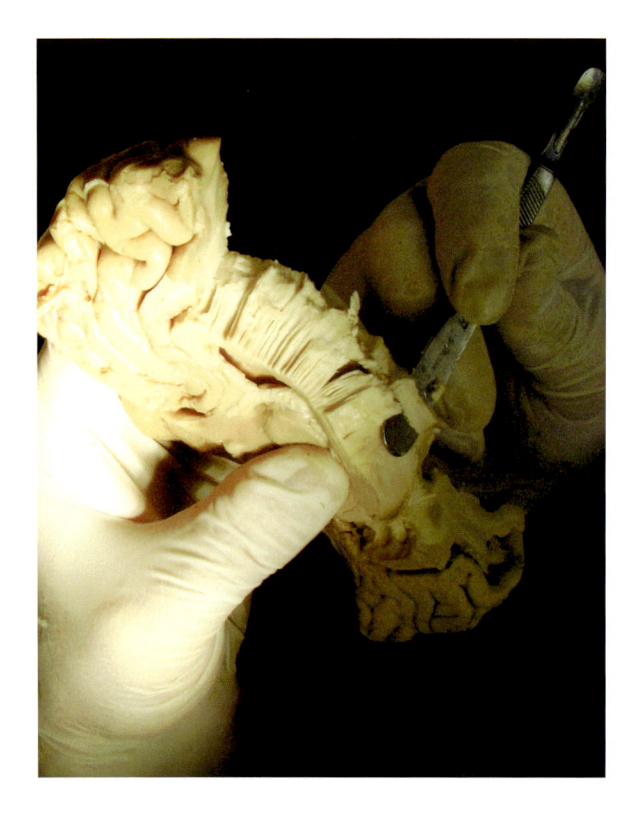
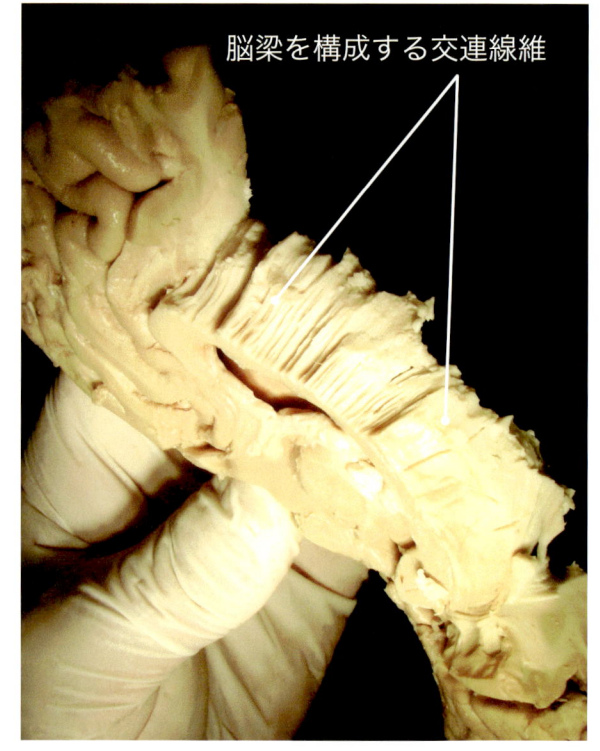

脳梁を構成する交連線維

1　脳梁の前端は膝のように鋭く折れ曲がっている (**脳梁膝**)。
脳梁膝に前上方からメスの刃を入れ、脳梁を完全に離断する。この切開によって、側脳室の前部がよく見えるようになったはずである。

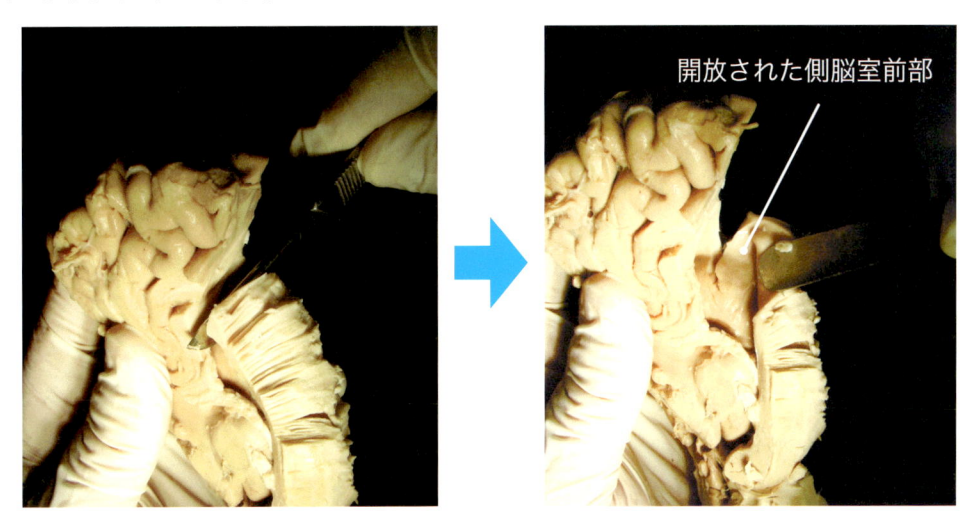

2　外側面を見ると、レンズ核の後下方に膨隆部が認められる。
これはその内側に側脳室があるための膨隆である。
この膨隆部に沿って大脳実質をメスで切開し、側脳室を外側から開放する (A の切り込み)。
さらに後頭葉に向かって、大脳実質をメスで切開する (B の切り込み)。

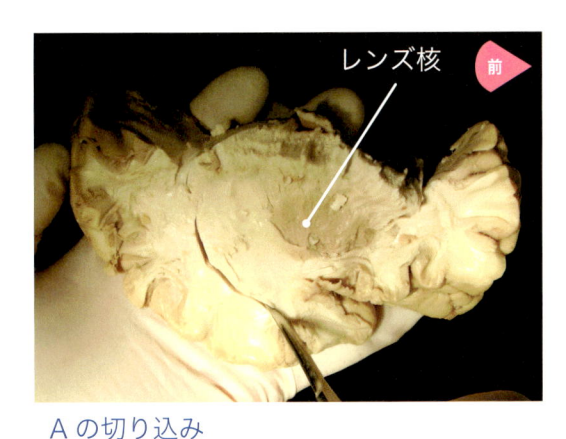

A の切り込み

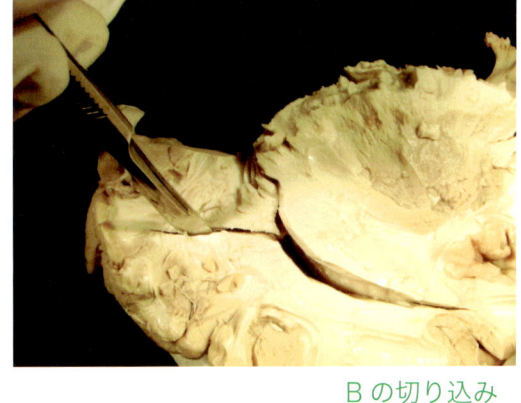

B の切り込み

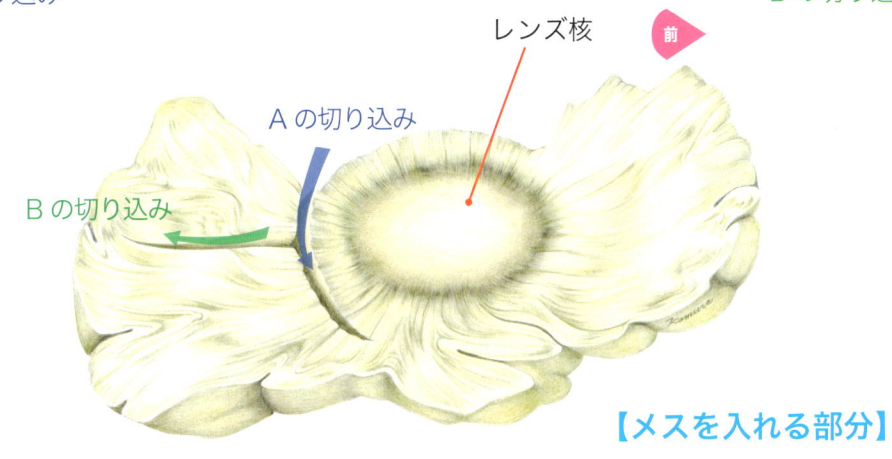

【メスを入れる部分】

観察 4

1 　側脳室を上から覗き込み、その前方への広がり【**前角**／⇨】を確認する。
　　ゾンデを差し込んでみると、前角の前方への行き止まりがわかる。

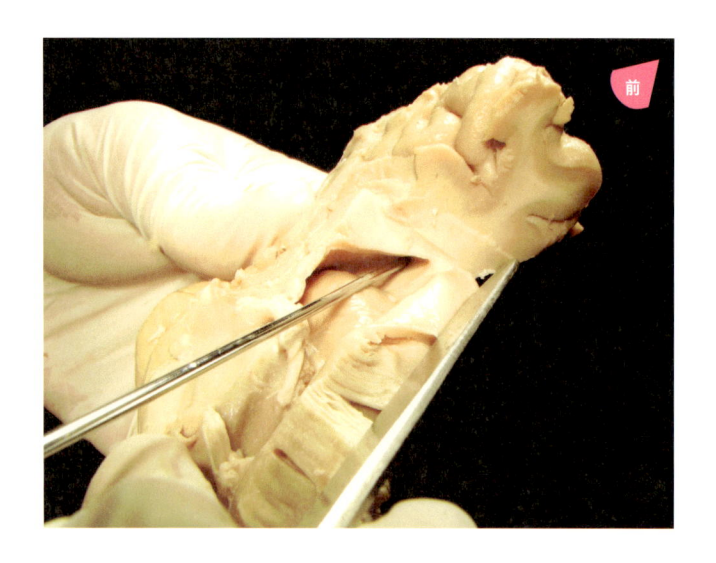
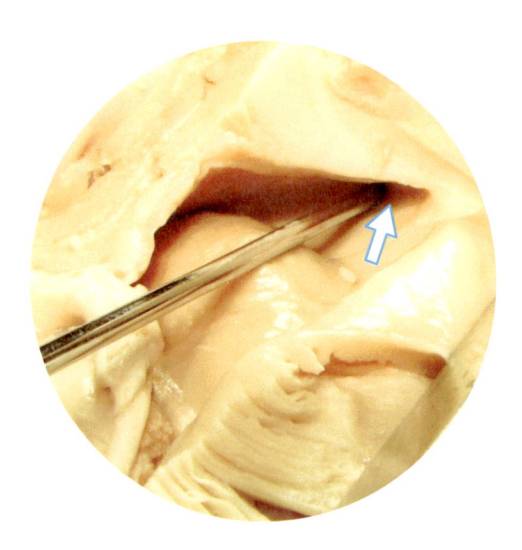

2 　側脳室を外側から覗き込み、その後方【**後角**／⇨】と下方【**下角**／⇨】への広がりを確認する。

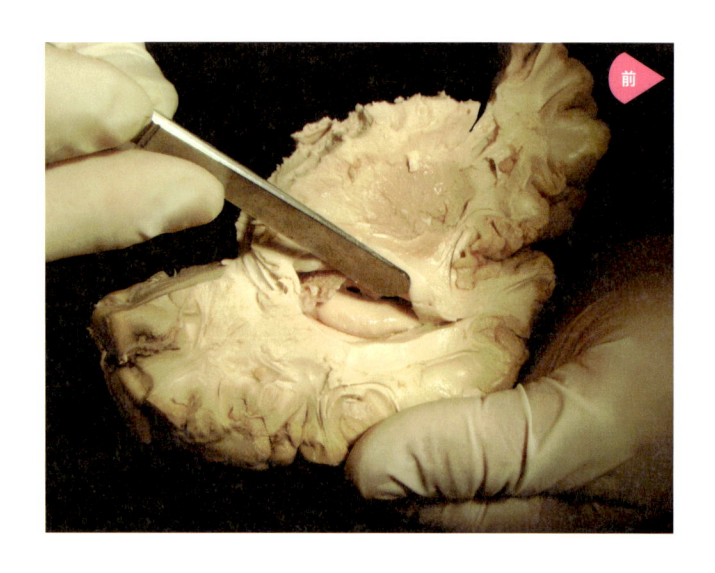
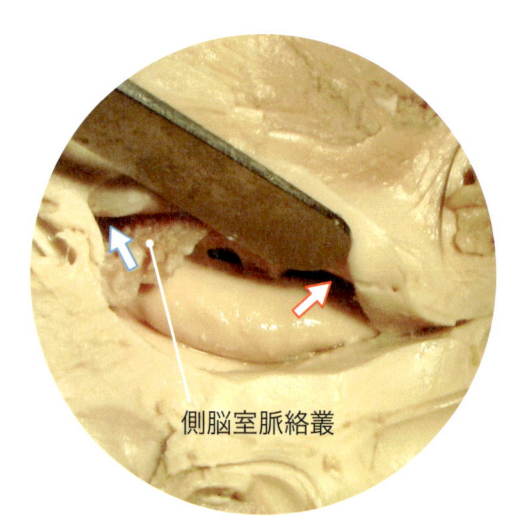

側脳室脈絡叢

3 後角に向かって、側脳室の内側壁が隆起している (**鳥距**)。
  これは後頭葉内側面で見られた、**鳥距溝** (視覚野) の陥没によるものである。

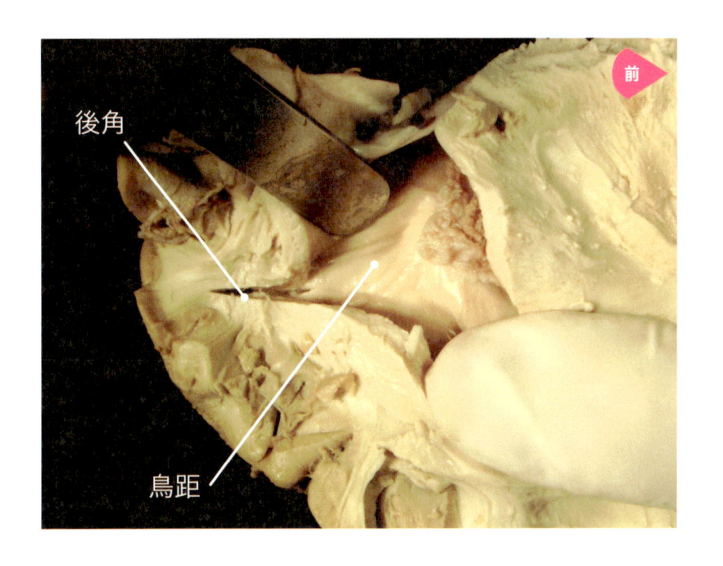

後角

鳥距

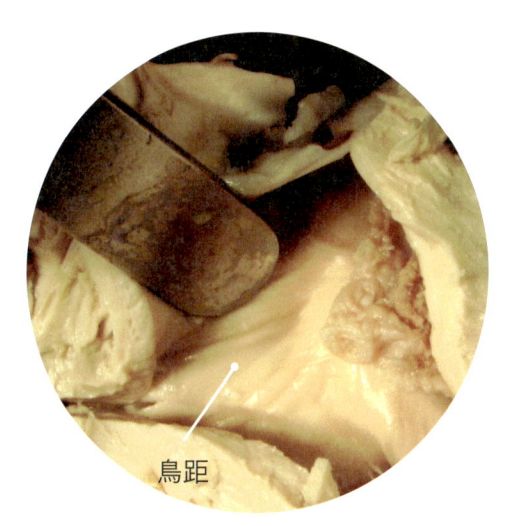

鳥距

4 下角の内側面には**海馬**の側脳室内への隆起が見られる。
  その先端 (**海馬足**) は "ライオンの足" と形容される、ユニークな形状を呈している。

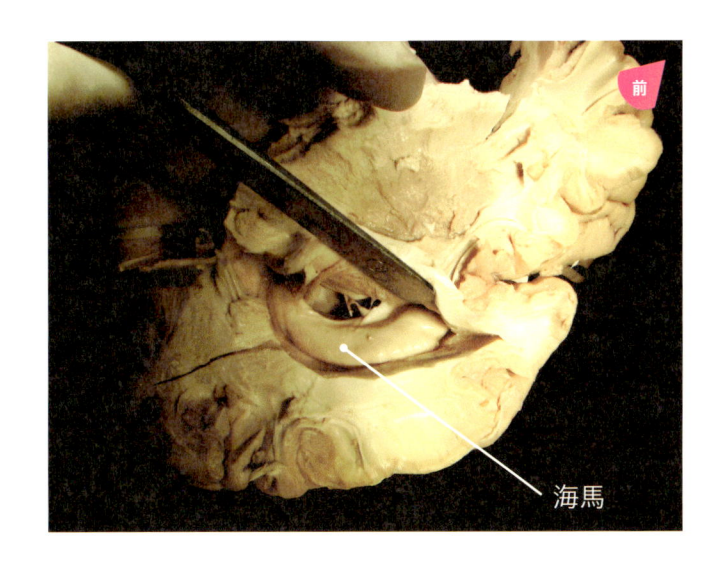

海馬

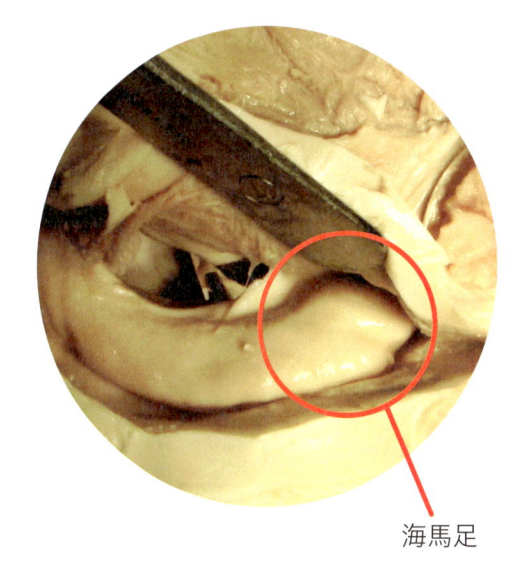

海馬足

（4）尾状核と扁桃体

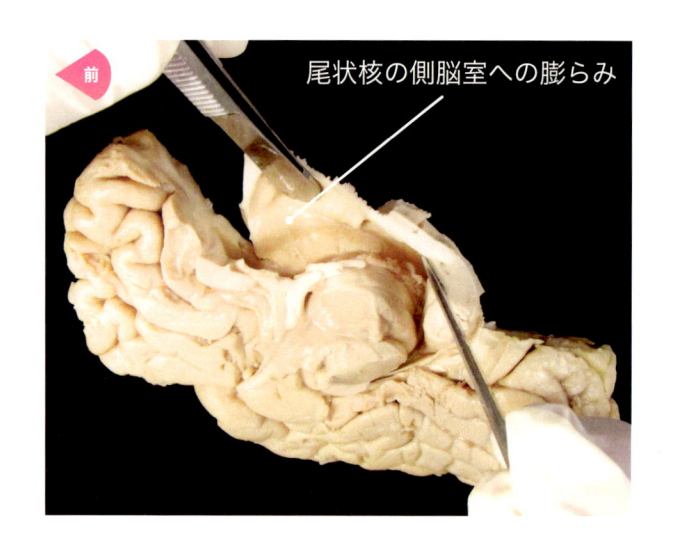

尾状核の側脳室への膨らみ

1 再度、大脳内側面から側脳室を覗き込み、側脳室の外側壁が内腔に向かって大きく隆起していることを確認する。これは側脳室外側壁を構成する**尾状核**の膨らみである。

2 側脳室を前方から後方までよく観察すると、この外側壁の隆起は前方ほど著しく、後方にいくほど目立たなくなることに気づく。つまり、C字型をした尾状核は前端が最も太く（**尾状核頭**）、後方にいくにつれて細くなり、側脳室下角では細い紐のようになる（**尾状核尾**）。その全体の形状が動物の尻尾に似ることから"尾状核"という名がついたことは、容易に理解できるだろう。

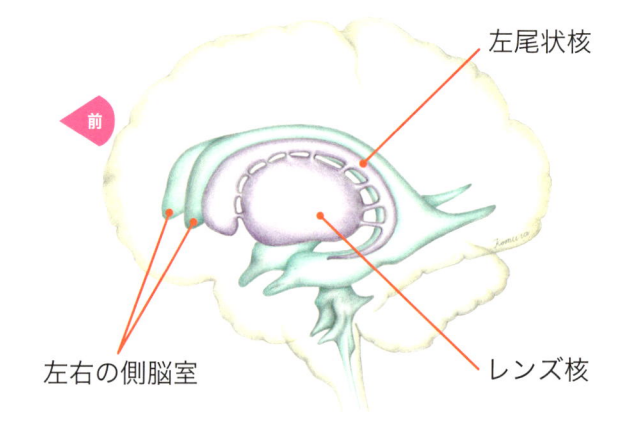

左尾状核

左右の側脳室

レンズ核

尾状核は側脳室の外側壁の大部分を占める

側脳室の外側壁の一部をメスで楔型に（高さ1〜2mm）切り取ってみよう。
その断面は灰白質である。つまり、尾状核は灰白質の塊であることがわかる。
後に観察で尾状核をスライスするので、その時まで断端を残しておこう。

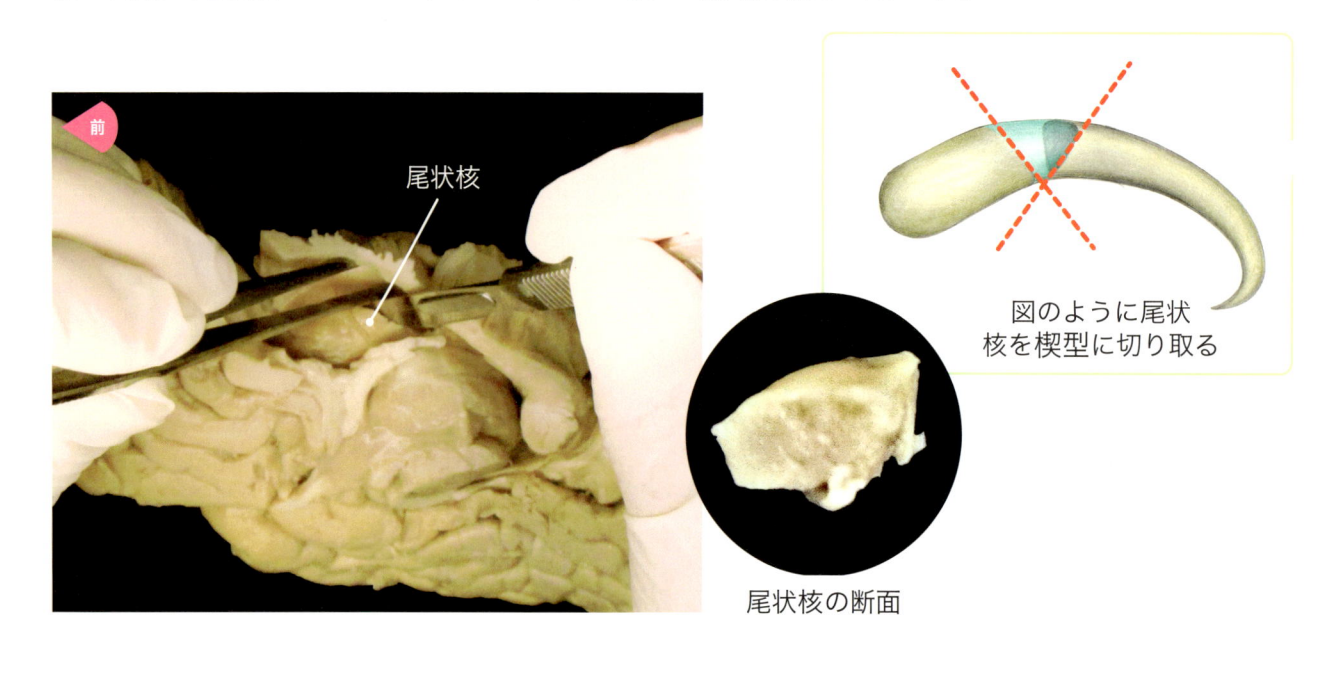

尾状核

図のように尾状核を楔型に切り取る

尾状核の断面

作業8

1 既に観察した側頭葉の内側面を再度観察し、鈎を確認する。

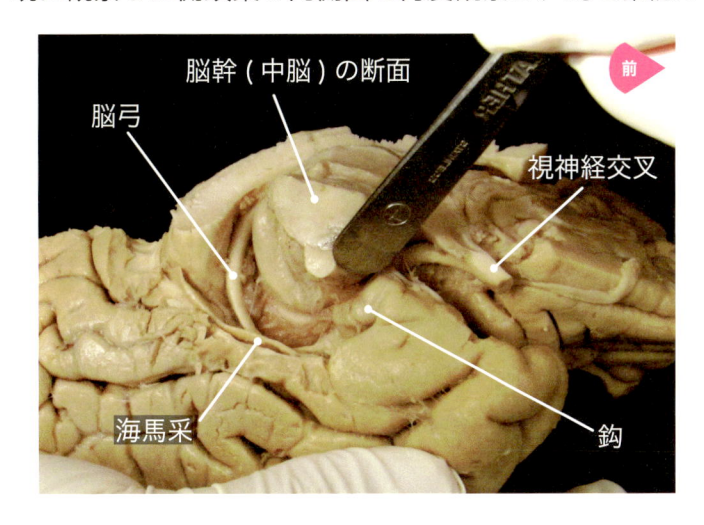

脳弓
脳幹(中脳)の断面
前
視神経交叉
海馬采
鈎

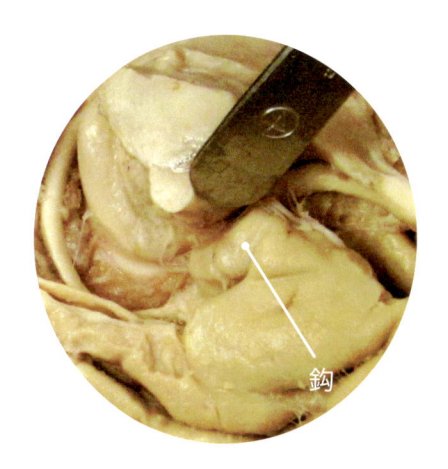

鈎

2 鈎の中央をメスで前頭断にする（P.80の破線A）。

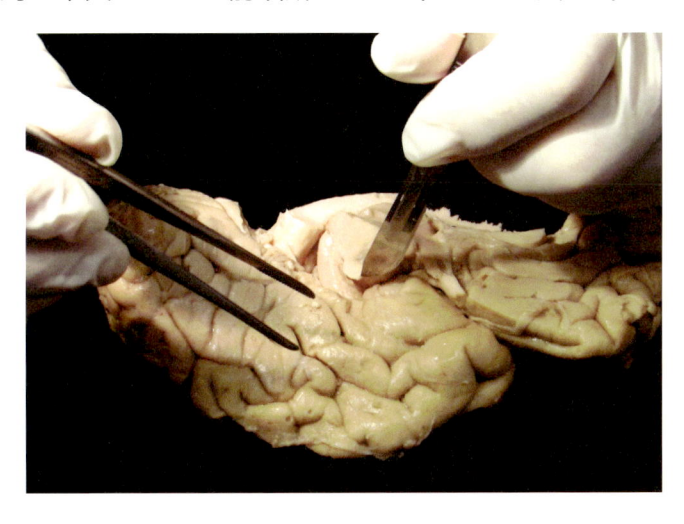

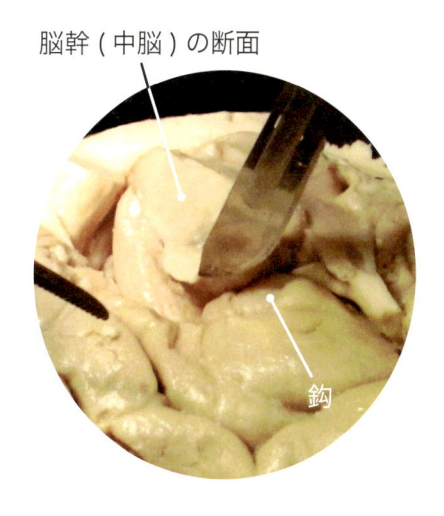

脳幹(中脳)の断面
鈎

3 続いて、約1cm後方で海馬傍回、歯状回、海馬采を一緒に前頭断にする（P.80の破線B）。

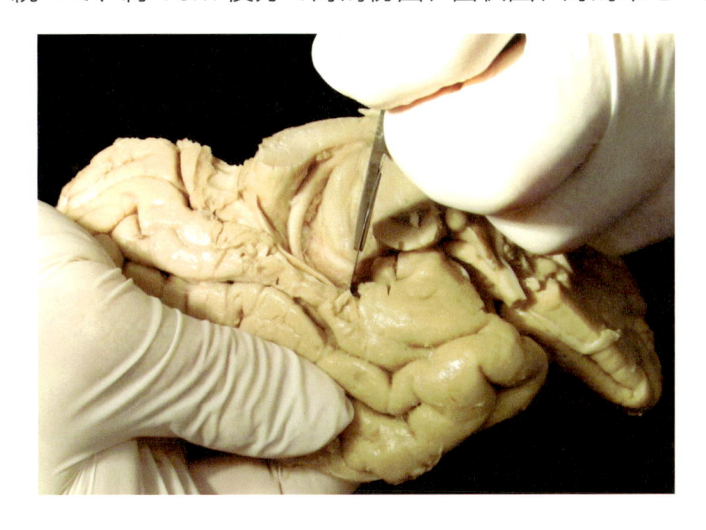

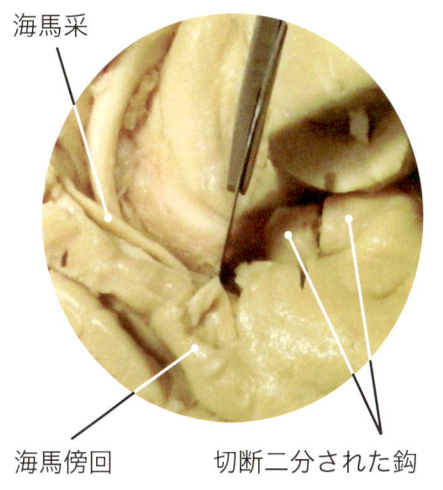

海馬采
海馬傍回
切断二分された鈎

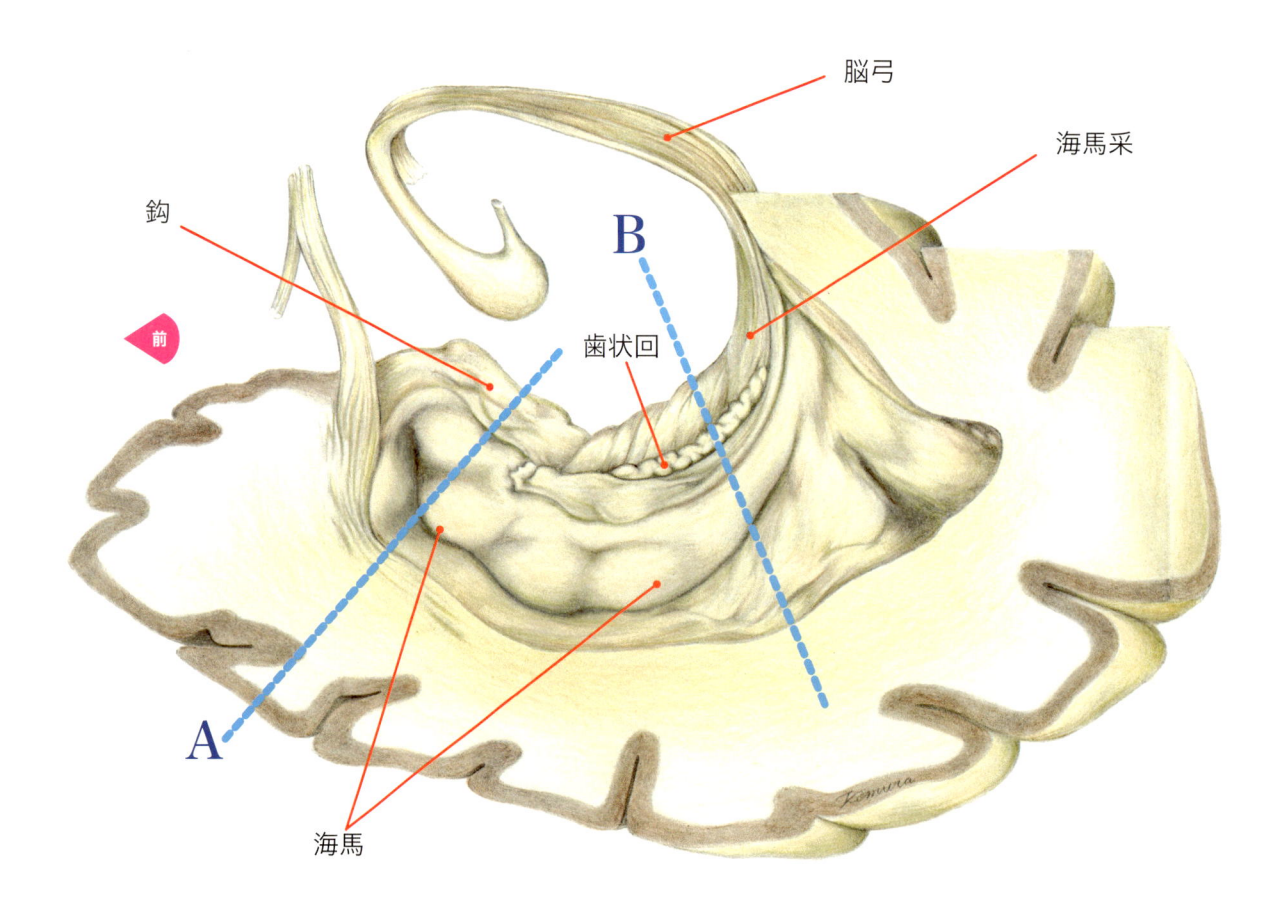

脳弓

海馬采

鈎

B

歯状回

前

A

海馬

1　A の断面

鉤の断面をみると、内部に灰白質の塊が埋まっていることが、なんとなくわかるだろう。これが扁桃体 (扁桃核) である。扁桃体 (扁桃核) は大脳基底核の 1 つであるとともに、大脳辺縁系にも含まれる。

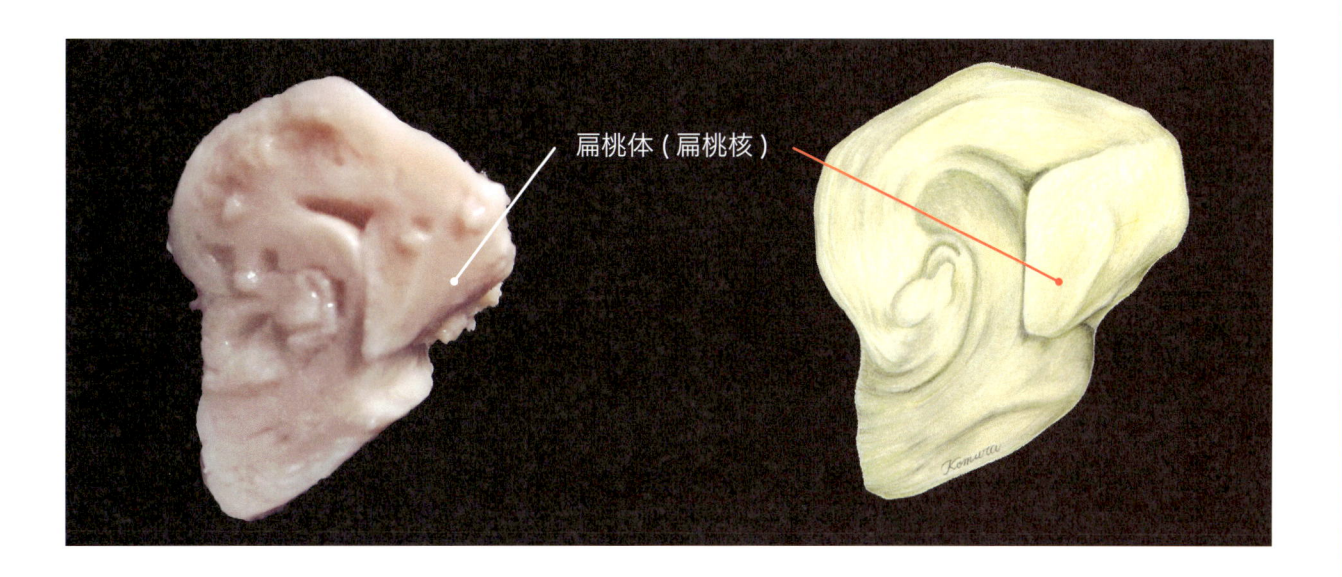

扁桃体 (扁桃核)

2　B の断面

海馬傍回、海馬采、歯状回の断面では、海馬特有の大小 2 つの C の字が組み合わさったような模様が確認できるだろうか。観察にはルーペを使おう。

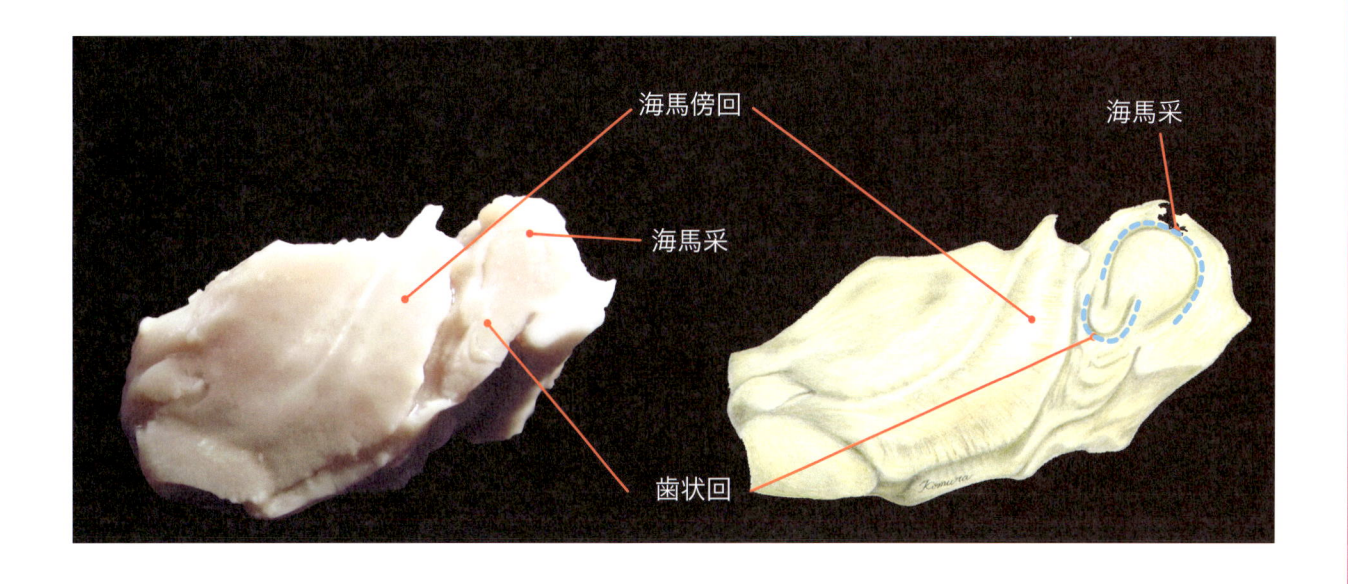

海馬傍回

海馬采

海馬采

歯状回

（5）内包

作業9

大脳の外側面で残存しているレンズ核をメスの柄で少しずつ剥ぎ取る。レンズ核は外側の**被殻**と内側の**淡蒼球**で構成されるが、両者は色調の違いによって、なんとなく区別できるかもしれない。

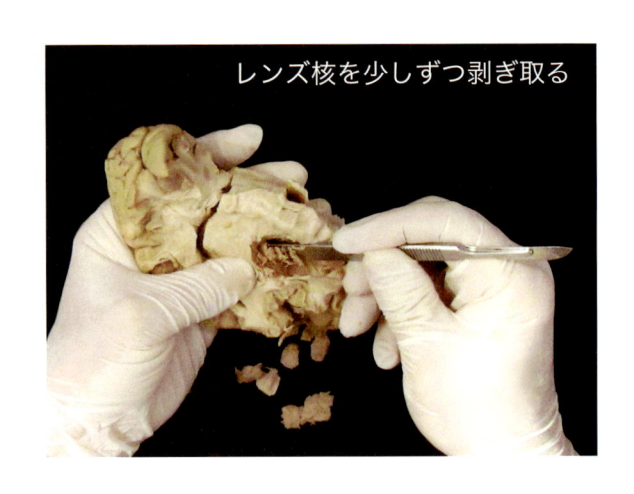
レンズ核を少しずつ剥ぎ取る

観察7

1　レンズ核がきれいに取り去られると、その内側を上下方向に走る線維束が見えてくる。これが**内包**である。内包は放線冠の一部をなす。

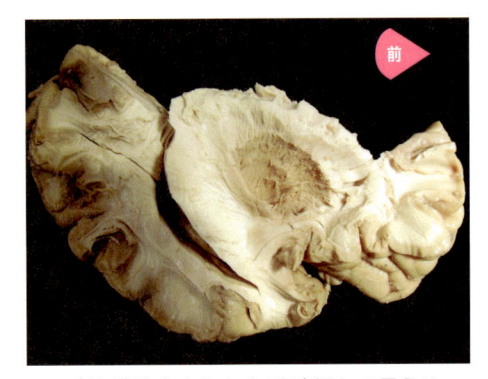

前

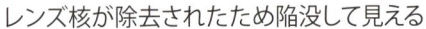
レンズ核が除去されたため陥没して見える

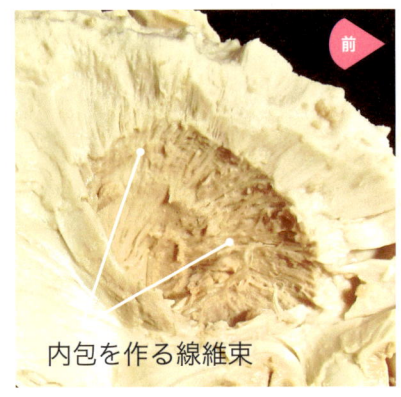

前

内包を作る線維束

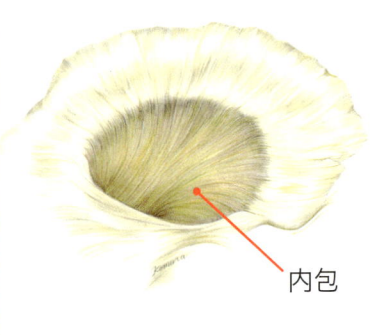
内包

2　内包を構成する線維束は、前頭葉の中心前回と頭頂葉の中心後回から収束してくる。前者から来るものは皮質延髄路（または皮質脊髄路）を構成し、後者に向かうものは全身の皮膚知覚を伝える伝導路を構成する。

3　内包の線維束を下方にたどると、中脳の大脳脚に収束していくことがわかる。

4　レンズ核や内包は、脳内出血の好発部位である（遺体の中に、この部の脳出血が見られることが時々ある）。出血するのは、中大脳動脈の枝であるレンズ核線条体動脈であるが、径1mm以下の断端がレンズ核の内部で観察できる。

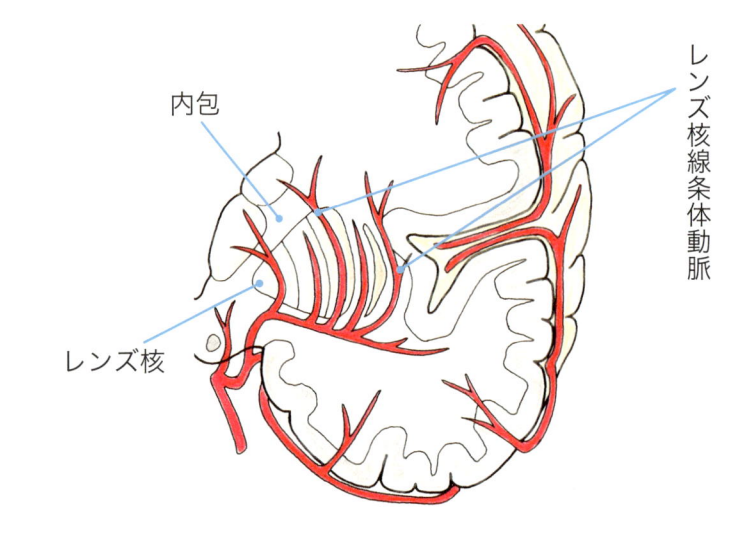
内包　レンズ核線条体動脈　レンズ核

1 脳梁をメスで正中断する。側脳室がほぼ開放される。

2 間脳・内包のみを残して、大脳皮質・髄質・大脳基底核をメスで切り取る。

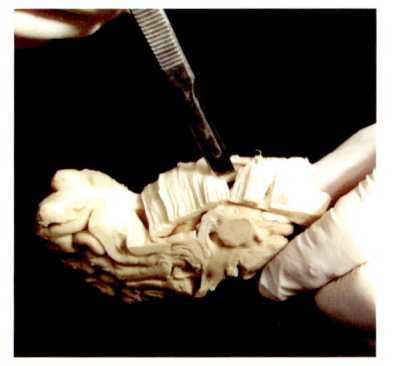
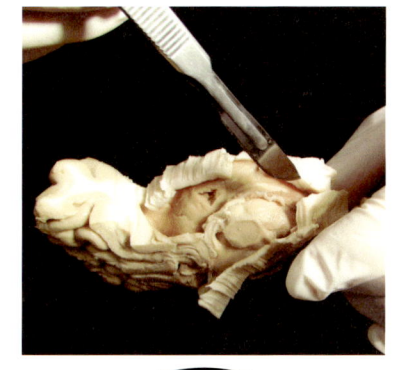
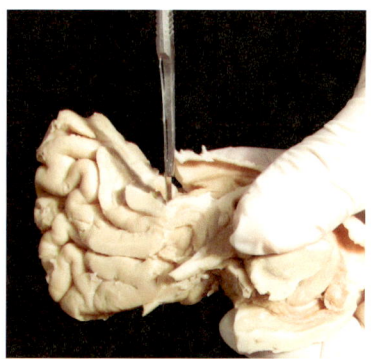

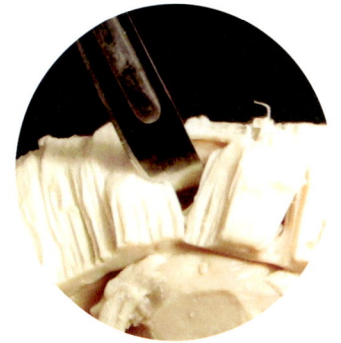
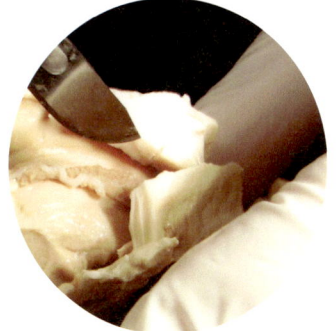
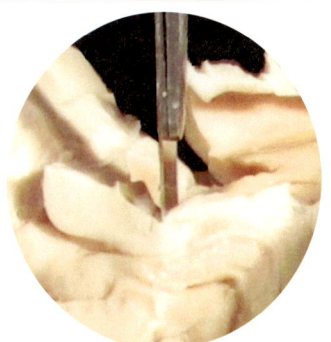

脳梁をメスで正中断する　　　側脳室が完全に開放される　　　間脳と内包以外の部分を
　　　　　　　　　　　　　　　　　　　　　　　　　　　　　　　メスで切り取る

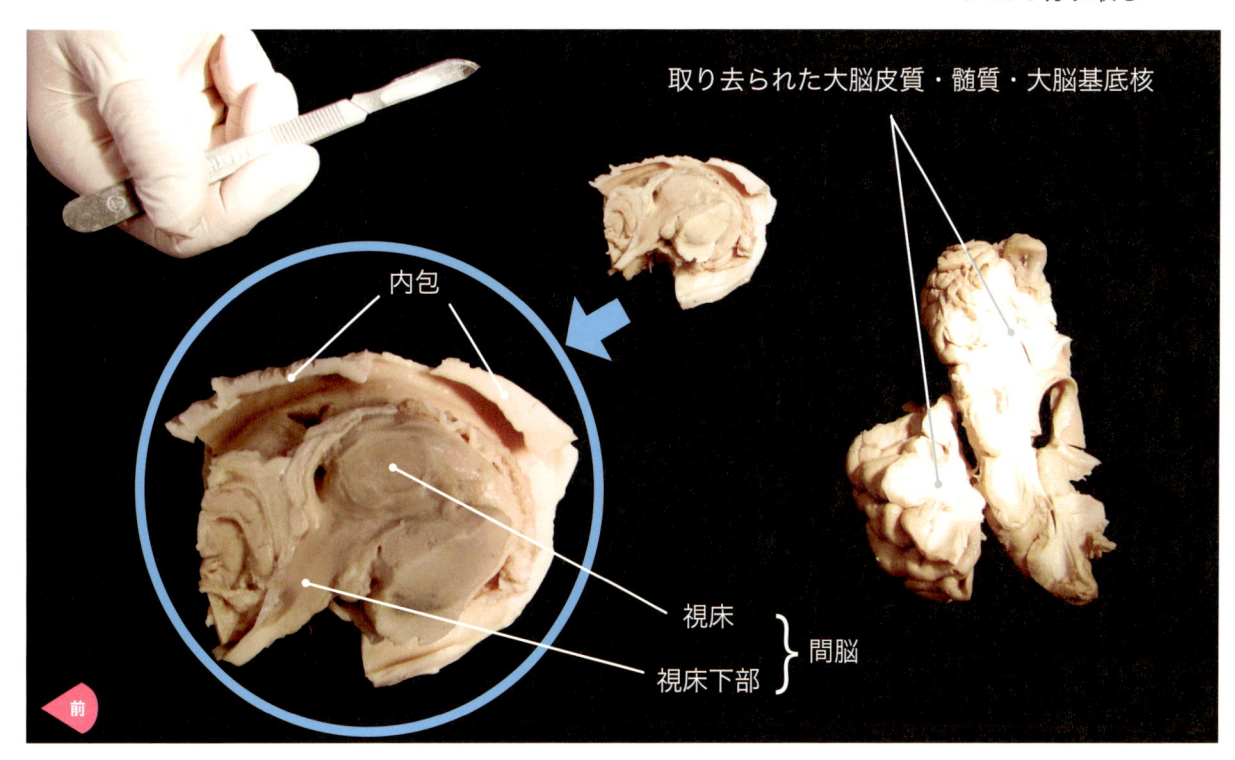

取り去られた大脳皮質・髄質・大脳基底核

内包

視床 ⎫
　　　⎬ 間脳
視床下部 ⎭

前

§14　間　脳

（1）視床と視床下部

観察 8

1　既に、大脳皮質と大部分の大脳髄質が除去され、残っているのは内包を含む放線冠、尾状核および間脳だけになっている。間脳は大脳の中心部に位置する、左右一対の実質塊である。左右の間脳の間には第三脳室が介在する。おおまかに言って、間脳は上 2/3 を占める視床と下 1/3 を占める視床下部からなる。

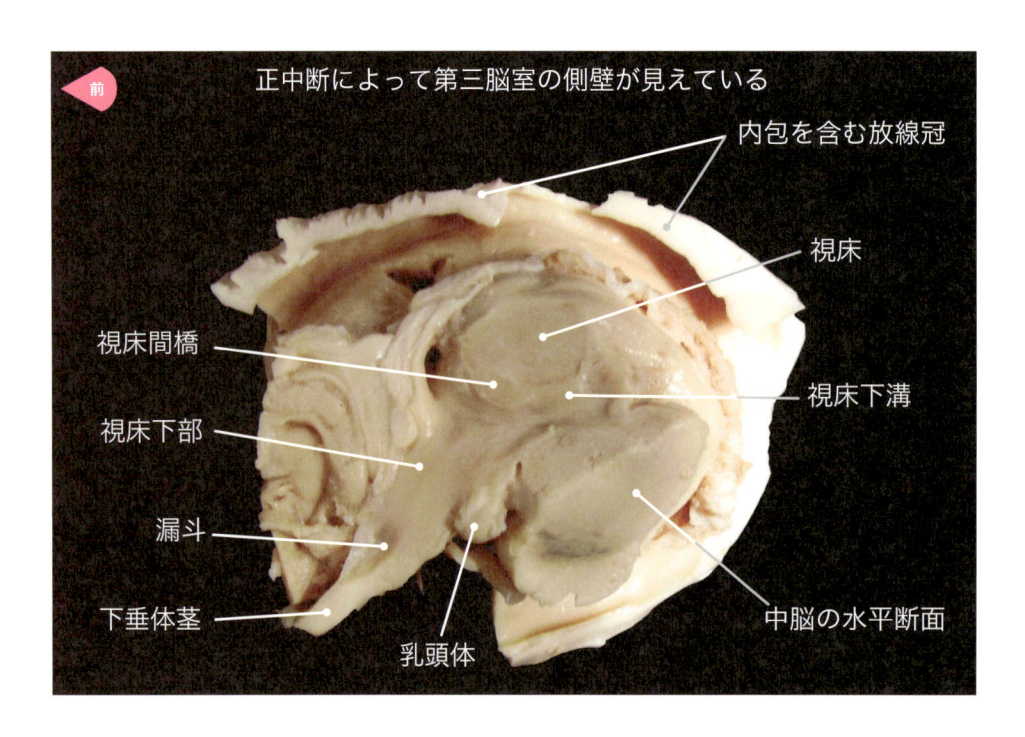

正中断によって第三脳室の側壁が見えている

前

内包を含む放線冠

視床

視床間橋

視床下溝

視床下部

漏斗

下垂体茎

乳頭体

中脳の水平断面

2　大脳の内側面から見ると、開放された第三脳室の外側壁が目の前に見えるが、これがすなわち視床の内側面である。ここに切断された視床間橋が残っている。視床間橋は左右の視床を連絡する "架け橋" であり、第三脳室を左右に貫通している。

3　視床間橋のすぐ下を前後に走る視床下溝があり、これが視床と視床下部の境界である。

4　視床下部はその名の通り視床の下に位置し、第三脳室の側壁の下 1/3 と第三脳室の下壁を作る。

5　乳頭体と前方の視神経交叉の間には、下垂体と連絡していた下垂体茎の断端が残っている。視床下部底から下垂体茎に移行する部分は、内部の第三脳室腔が漏斗状に狭くなっていくので、下垂体漏斗と呼ばれる。

6　視床下部の内部には視床下核と総称される神経核が密集している。第三脳室外側壁下部をメスで薄く剥いでみて、これらの神経核の存在を観察しよう。個々の神経核が明瞭に見えることはなく、全体としてなんとなく色合いが異なる、という程度であろう。

7　視床の後部は結節状を呈し、視床枕と呼ばれる。

8　第三脳室の後壁で、中脳水道への入り口の上方に、松果体 (の断面) がある。
松果体は正中線上に存在する、無対の内分泌器官である。

視床下部は脳底部に露出している。脳底部には有対性の結節である乳頭体がある。
乳頭体にメスで割面を入れると、内部は灰白質（**乳頭体核**）であることがわかるだろう。

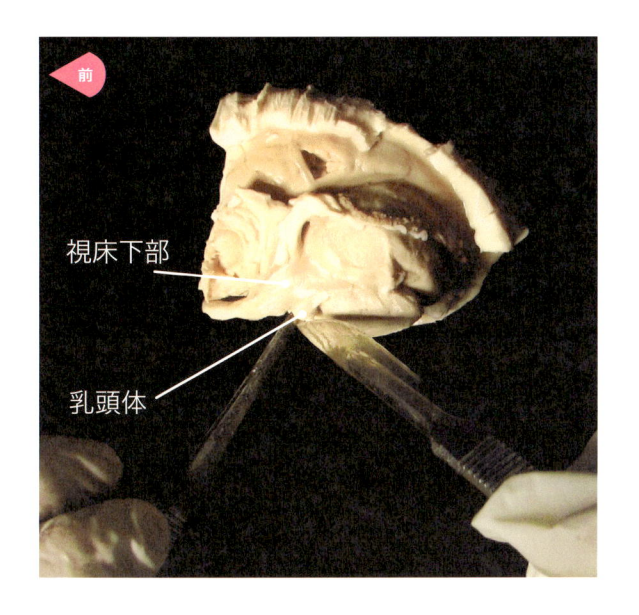

視床下部

乳頭体

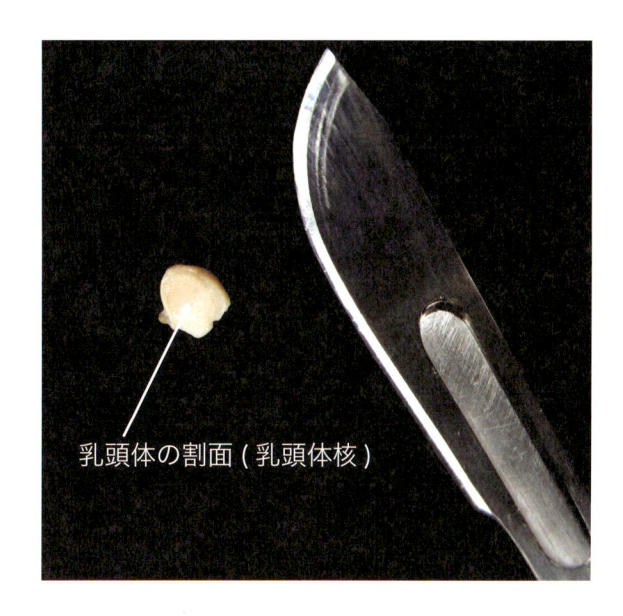

乳頭体の割面 (乳頭体核)

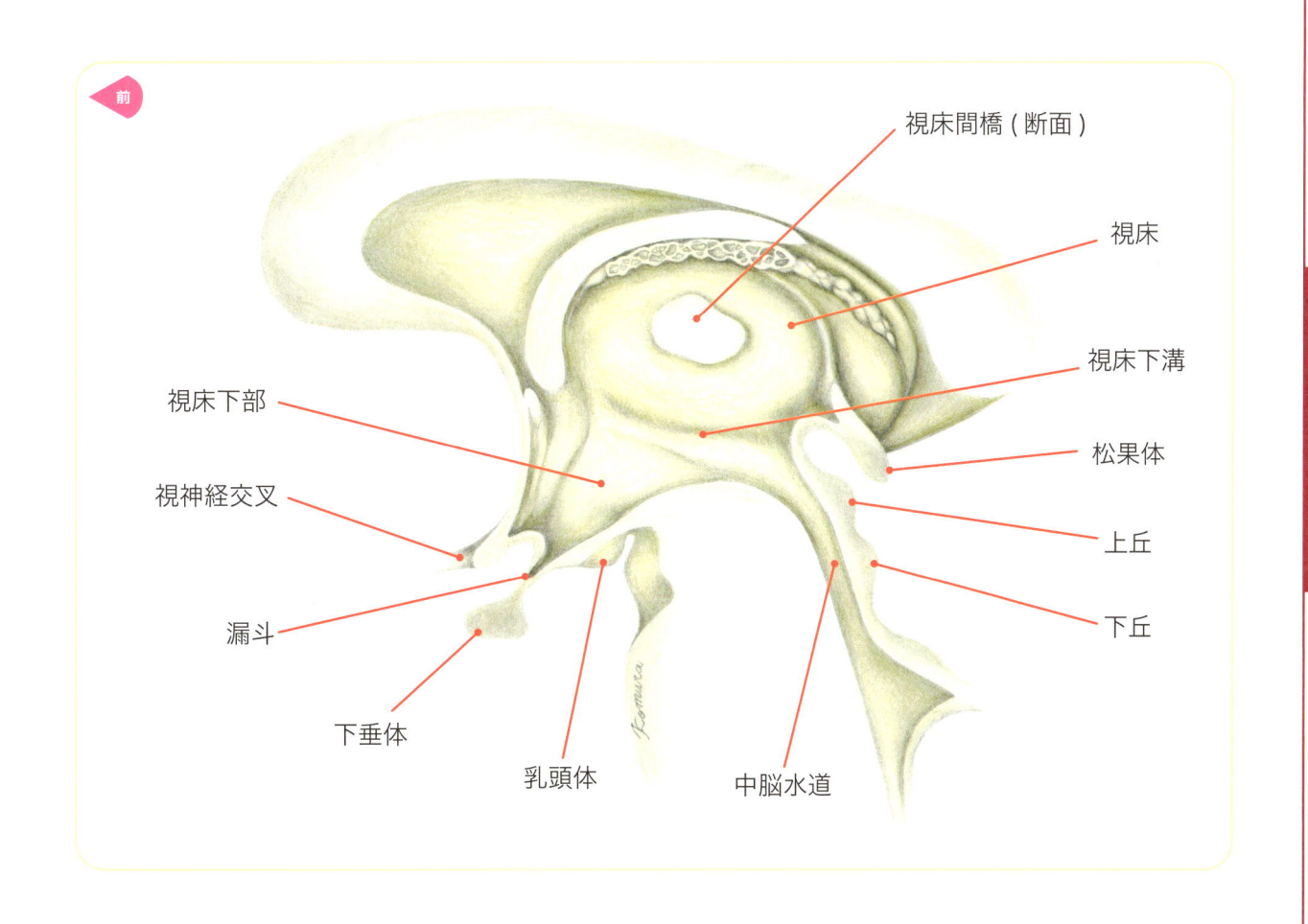

視床間橋 (断面)

視床

視床下溝

松果体

上丘

下丘

視床下部

視神経交叉

漏斗

下垂体

乳頭体

中脳水道

§ 14 間脳

（2）視覚伝導路と聴覚伝導路

作業 12

視神経交叉から外側膝状体にいたる視覚伝導路を覆う、クモ膜と血管を取り除く。

観察 9

1　脳底から間脳を観察し、視神経交叉から左右の**視索**を後方にたどってみよう。視索は視床の後下部 (視床枕の外側下部) で結節状の**外側膝状体**に行きつく。
外側膝状体は**視覚伝導路**の中継点である。

2　外側膝状体の内側下方には**内側膝状体**があり、こちらは**聴覚伝導路**の中継点である。

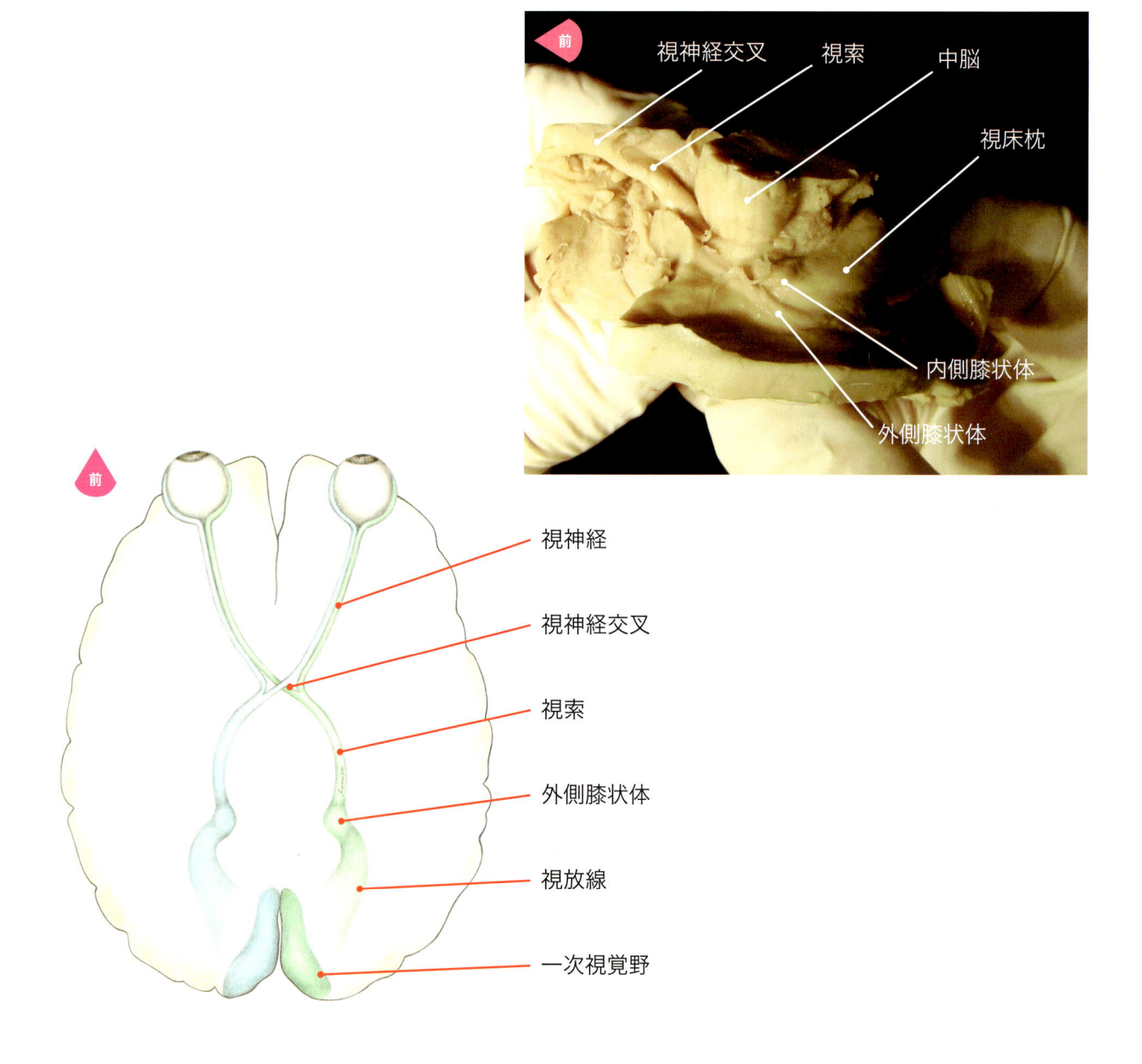

作業 13

外側膝状体からは上方に向かって視放線が、内側膝状体からは側方に向かって聴放線が出て、放線冠に加わる。ピンセットまたはメスの柄で両膝状体を少しずつ剥がしながら、これらの放線状の線維束の一部を剖出してみよう。

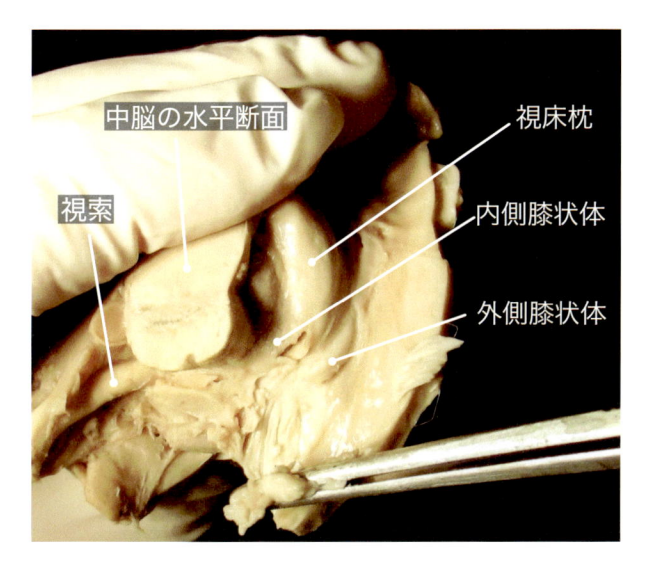

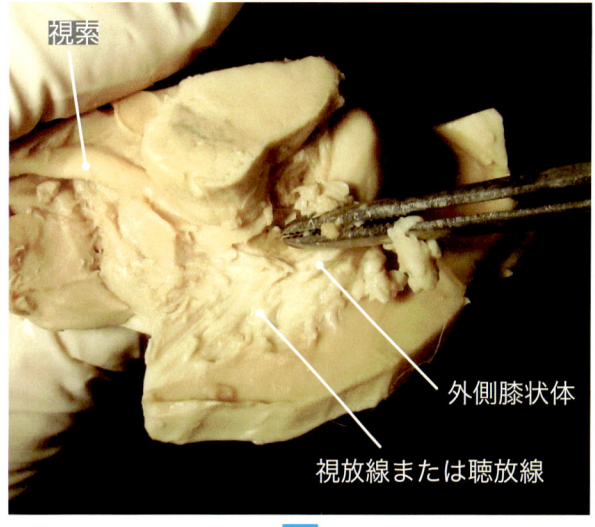

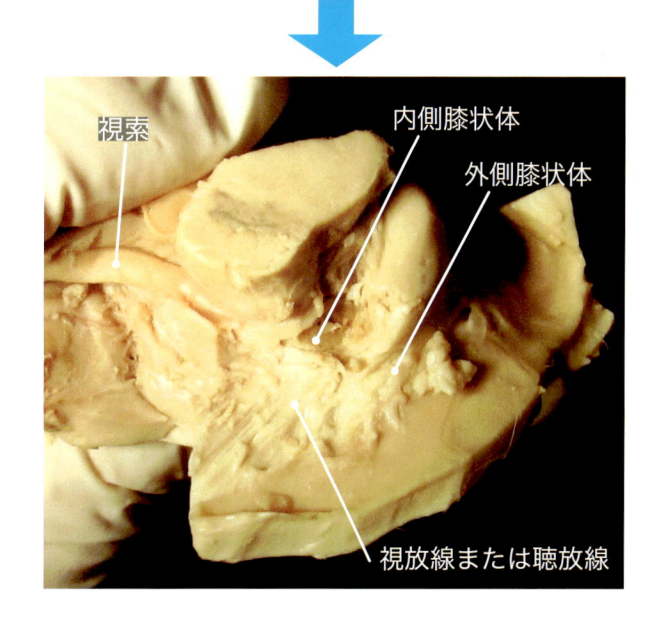

（3）間脳と尾状核の水平断面

作業 14

残っている間脳、尾状核、内包の水平断面を作成しよう。

2〜3mm 程度の厚さで数枚の切片が得られる。これらを黒い紙の上に順番に並べる。

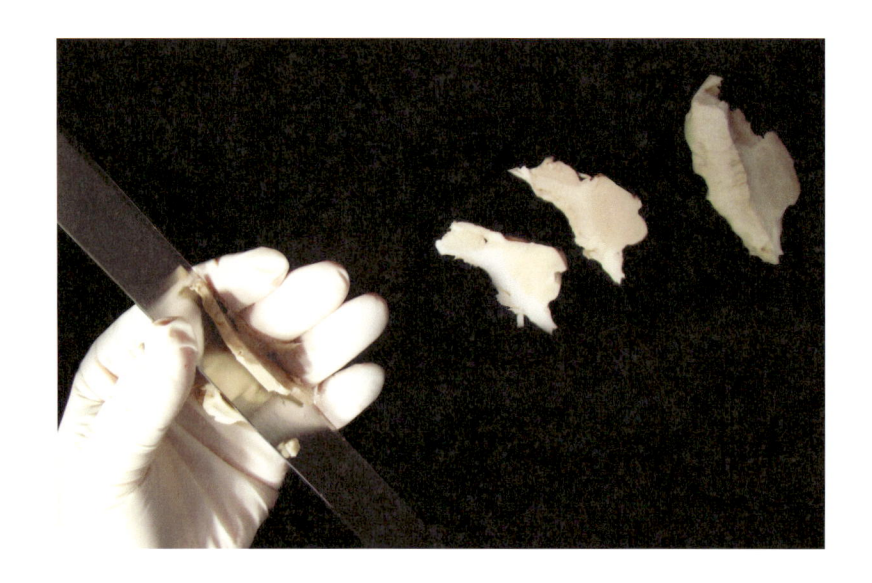

注意 !!　　脳刀を使ってスライスする。手の上で切るとよいが、ケガをしないように。

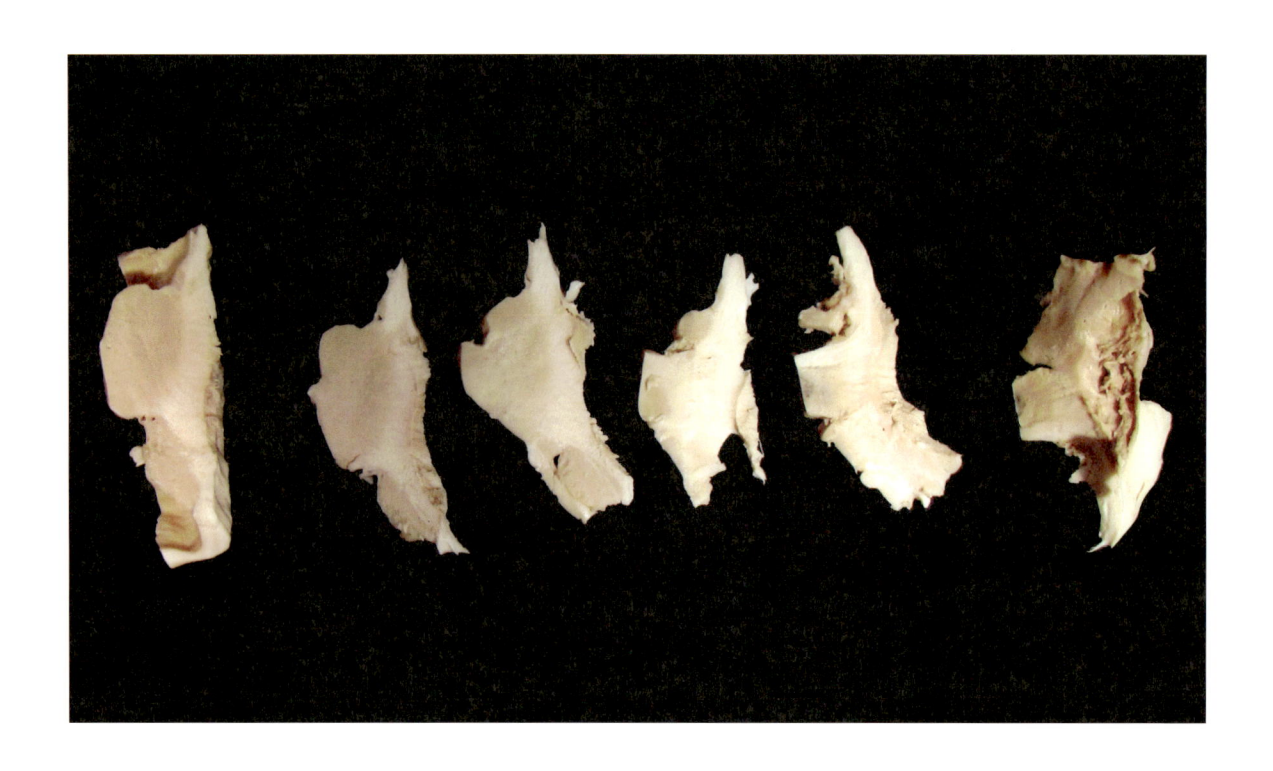

1　並べた切片を観察し、間脳 (視床、視床下部)、尾状核、内包のお互いの位置関係を理解しよう。内包が間脳と尾状核の外側を走ることがよくわかる。

2　視床の内部構造を詳細に観察する。
大部分は灰白質であるが、その中に少量の
白質が混じっていることがわかるだろう。

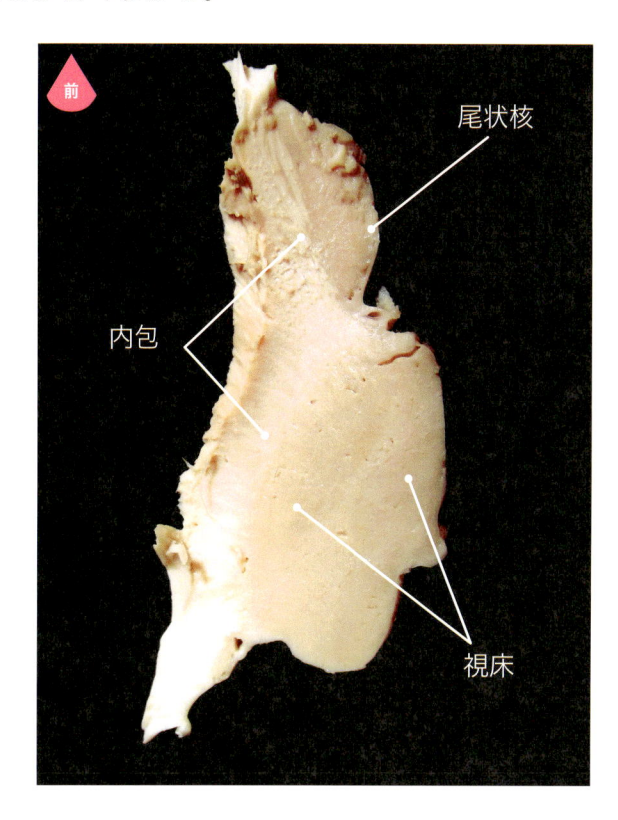

前

尾状核

内包

視床

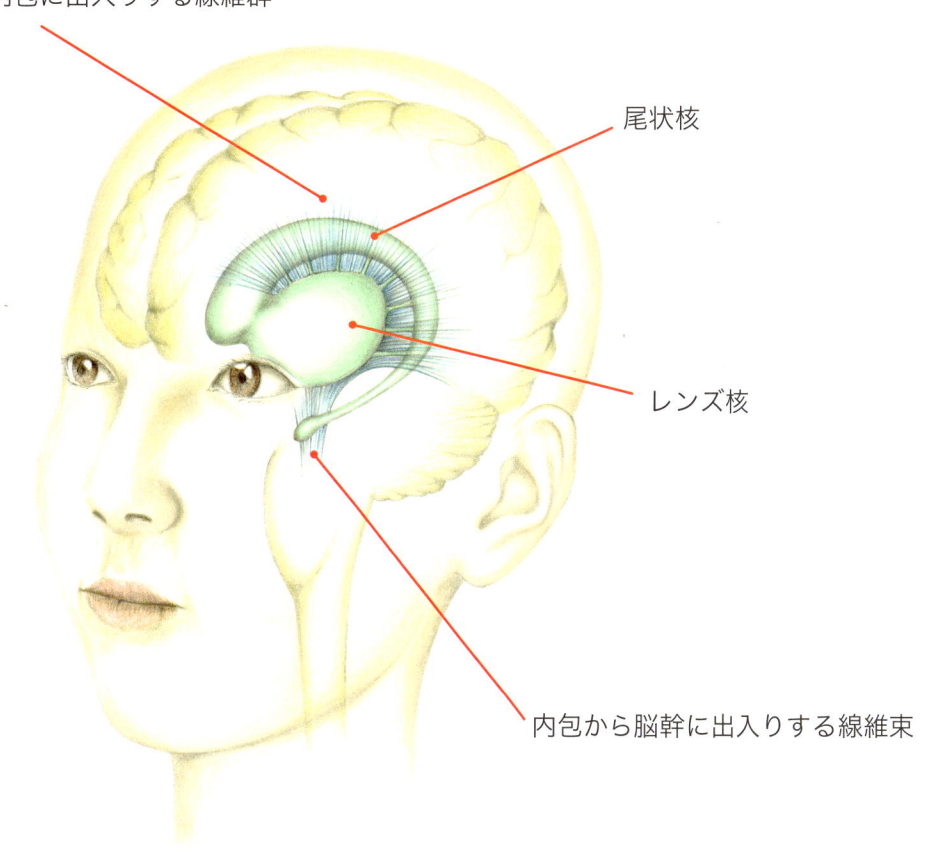

大脳皮質から内包に出入りする線維群

尾状核

レンズ核

内包から脳幹に出入りする線維束

索引 （あ～さ）

参考文献

【参考書】

神経解剖学	Martinez ／水野 昇・岩堀 修明・小西 明（訳）	南江堂	1982 年
トートラ解剖学 第 2 版	小澤 一史・千田 隆夫・高田 邦昭・依藤 宏（監訳）	丸 善	2010 年
日本人体解剖学 上巻、改訂 19 版	金子 丑之助（原著）／金子 勝治・穐田 真澄（改訂）	南山堂	2000 年
脳解剖学	萬年 甫・原 一之（著）	南江堂	1994 年
フィッツジェラルド神経解剖学	井出 千束・杉本 哲夫・車田 正男（訳）	西村書店	1999 年
分担解剖学 2 巻 改訂 11 版	平沢 興（著）／岡本 道雄（改訂）	金原出版	2000 年
リープマン神経解剖学 第 3 版	依藤 宏（訳）　メディカル・サイエンス・インターナショナル		2008 年

【図 譜】

あたらしい人体解剖アトラス	佐藤 達夫（訳）　メディカル・サイエンス・インターナショナル		2009 年
アトラス解剖学 第 2 版	井上 貴央・海藤 俊行・牛木 辰男（訳）	西村書店	2002 年
ヴォルフカラー人体解剖学図譜	井上 貴央（編集）	西村書店	2011 年
解剖学カラーアトラス 第 6 版	JW Rohen・横地 千仭・E Lütjen-Drecoll（著）	医学書院	2007 年
局所解剖学アトラス	石川 春律（訳）	文光堂	1985 年
グラント解剖学図譜 第 6 版	坂井 建雄（監訳)	医学書院	2011 年
実習人体解剖図譜 第 55 版（ルーズリーフ版）	浦 良治（著）	南江堂	2011 年
人体解剖カラーアトラス 原書第 6 版	佐藤 達夫（訳）	南江堂	2009 年
ネッター解剖学アトラス 原書第 5 版	相磯 貞和（訳）	南江堂	2011 年
ハインズ神経解剖学アトラス 第 3 版	山内 昭雄（訳）　メディカル・サイエンス・インターナショナル		2005 年
プロメテウス解剖学アトラス 頭部 / 神経解剖	坂井 建雄・河田 光博 (監訳)	医学書院	2009 年

【実習手びき書】

医療系学生のための解剖学実習 第 4 版	磯村 源蔵・肥田 岳彦・加藤 好光・千田 隆夫（著）	三恵社	2010 年
解剖実習の手びき 改訂 11 版	寺田 春水・藤田 恒夫（著）	南山堂	2004 年
解剖実習マニュアル	長戸 康和（著）	日本医事新報社	2009 年
グラント解剖学実習	新井 良八（監訳）	西村書店	2009 年
実習解剖学	山田 致知・萬年 甫（著）	南江堂	1987 年
人体解剖学実習 ―要点と指針―	大谷 修（編）	南江堂	2011 年
人体解剖学実習書	遠山 正彌（監修）／中河 志朗（編）	金芳堂	2000 年
図説　人体解剖実習	木原 隆・島田 眞久（著）	廣川書店	1988 年

著者略歴

【千田　隆夫　　せんだ・たかお】

昭和 34 年	東京都生まれ
昭和 59 年	和歌山県立医科大学 卒業
昭和 59 年	大阪大学大学院医学研究科 入学
昭和 61 年	大阪大学医学部解剖学第三講座 助手
平成 元 年	医学博士
平成 3 年	大阪大学医学部解剖学第三講座 講師
平成 6 年	名古屋大学医学部解剖学第一講座 助教授
平成 12 年	藤田保健衛生大学医学部解剖学第一講座 教授
平成 23 年	岐阜大学大学院医学系研究科 病態制御学講座解剖学分野 教授

【小村　一也　　こむら・かずや】

昭和 34 年	大阪府生まれ
昭和 55 年	大阪デザイナー専門学校 卒業
	アートディレクター、広告プランナーを経て自然史博物画家に転身
平成 13 年	ストーンアート「石に棲む魚」創作家としてデビュー
平成 14 年	大阪リバープレイス第 3 回アートビートアード グランプリ 受賞
平成 15 年	第 3 回世界水フォーラム大阪会場 出展
平成 16 年	第 1 回大阪楽座 (大阪府文化事業) 採択
平成 17 年	フランス芸術家協会サロン展「ル・サロン」洋画部門 入選
平成 19 年	アートカレイドスコープ (大阪府現代美術センター) 採択
	エコプロダクツ 2007 準グランプリ 受賞
平成 20 年	藤田保健衛生大学医学部　客員准教授
平成 21 年	著書「石に魚の絵を描こう・ブックマン社」日本図書協会選定図書 入選
平成 24 年	岐阜大学大学院医学系研究科 解剖学分野 非常勤講師

プラクティカル　解剖実習　脳

平成 24 年 12 月 15 日　発　　　　行
令和　4 年 12 月 25 日　第 3 刷発行

著作者　千　田　隆　夫
　　　　小　村　一　也

発行者　池　田　和　博

発行所　丸善出版株式会社
　　　　〒101-0051　東京都千代田区神田神保町二丁目 17 番
　　　　編集：電話 (03)3512-3261 ／ FAX(03)3512-3272
　　　　営業：電話 (03)3512-3256 ／ FAX(03)3512-3270
　　　　https://www.maruzen-publishing.co.jp

©Takao Senda,Kazuya Komura,2012

組版・特定非営利活動法人 nature works
印刷・富士美術印刷株式会社／製本・株式会社 松岳社

ISBN 978-4-621-08614-8　C3047　　　　　Printed in Japan